ナースのための心理学

③

パーソナリティ発達論
―― 生涯発達と心の危機管理 ――

岡堂哲雄・編

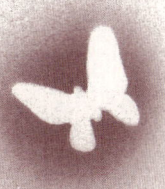

金子書房

まえがき

　人間は地球上に生存する種の一つであるが、目的に向かって合理的に行動できる生物である。生活の豊かさを求めて文明を進展させ、科学技術の多面的な進歩により、先進諸国では物質的にはかなり恵まれた生活が営まれるようになった。しかし、繁栄の基盤は揺らぎ始めている。複合的な環境破壊が急速に進み、順応力の弱い多くの種を瀕死の状態に追込み、絶滅した種も少なくない。

　人間がつどう社会もまた、物質的経済的な豊かさの影で心の問題が深刻化し、世間の注目を集めることになった。学校に行きたがらない子ども、体罰をやめられない教師、ふれあいを恐れてひきこもる若者、過食・拒食などの摂食障害、乳幼児を虐待する若いカップル、思春期の子どもを導けない親、アルコールや覚醒剤などの薬物依存、離婚の増加による家庭の崩壊、だれにも看取られず孤独死する高齢者の漸増などは、人間性のクライシスを予感させる社会精神病理現象である。

　人間にとって心の問題への取り組みは、有史以来の難事業である。どの時代でも何処でも、心の問題が人びとを悩ませていたにちがいない。過去3世紀を振り返ってみると、産業革命の進捗に随伴して貧困・伝染病等の諸問題が続発したのであるが、今日ほど心の問題が複合的に噴出する時代はなかったように思われる。

　かつて、患者の世話や死にゆく人へのケアは身内や友人たちが受け持っていた。今日では、医療福祉従事者が働きやすい人工的な環境（病院や施設）の中で病気の治療だけでなく、

誕生も死もまた管理されている。入院による日常性の一時的喪失は、程度の差はあるが患者にストレスとなる。患者は病気の苦しみだけでなく、環境からのストレスにも対処しなければならない。

　医療保健の諸領域で活躍するナース（看護者）には、患者のあるがままの気持ちを理解し、必須のニーズに的確に対処することが期待される。また、患者や家族の人びとの心の問題を科学的に洞察できる能力と、問題解決を支援する技能が求められている。

　これらの要請に呼応し、この〈ナースのための心理学シリーズ〉が企画され編集されている。ナースが心の問題についての知識と技能を修得できるように十分に配慮して、各巻の内容を構成しただけでなく、初心者の読者にも理解できるように可能なかぎり平易に記述している。本シリーズの執筆者は主として、看護教育の一翼を担っている心理学研究者と、心理学の方法論に習熟した実践的看護学研究者の方々である。

　本シリーズが病者や家族の心の問題の理解に役立つとともに、ナース自身の自己理解を支援する有力な媒体となることができれば、望外の喜びである。

　さて、本書は、看護・介護・世話の対象である病者やクライエントを理解し、個別的具体的にケアをしようとするとき必須の知識であるパーソナリティに関するエヴィデンス (evidence) をまとめたものである。

　ケアの対象者をパーソナリティ発達の面から理解することは、主訴や症状の基底にある心の危機を知ることに役立つであろう。たとえば、高校生がオートバイ事故で骨折した場合と、親からの虐待によって骨折した幼児の場合では、それぞれの心理面の差異は容易に理解できる。発達段階が異なれば、

病気や外傷に対する反応も対処の仕方も異なるものである。それゆえ、効果的なケアには、パーソナリティの発達段階についての基本的な視点と、蓄積されてきた知識としてのエヴィデンスを習得することが期待される。

　本書の基本的枠組みは、人間の生命の連鎖を重視し、個人の誕生から死に至る生涯を8つの段階に区分し、ライフタスクと人間の強さを重くみるエリク・エリクソン理論である。各段階には、発達的な心の危機があり、それをあらかじめ理解できれば、危機管理は可能となるであろう。

　まずは、生涯発達と危機管理についての第1章にはじまり、第2章乳児期から第11章高齢期までの各章ではそれぞれの段階の課題と危機管理について平易に説明されている。そして第12章は、生命の循環を支える父母・祖父母についての論考である。

　なお、関心のある分野や課題について一層進んだ学習を求める読者のために、各章末には近くの図書館や書店でふれることができる新しい文献・参考書を数点示してある。

　本書は、パーソナリティの生涯発達と危機管理に関する入門書である。看護・介護・福祉にかかわる学生、社会人の方々にとって、ケア対象の理解（他者理解）だけでなく、自己理解のためにも、本書が役立つことを願っている。

　　　　　　　　　　　　　　2000年新春に　編　者

目　次

まえがき　i

第 1 章　人間性の生涯発達と危機管理の視点 …………1
1．はじめに　1
2．人間発達の基礎概念　2
3．人間の一生と発達段階論　4
4．人間発達にみる非直線性　6
5．健康なパーソナリティの条件
　　── 危機管理の着眼点　7

第 2 章　乳児期の発達と危機管理 ……………………14
1．気質とは　14
2．親子関係　19

第 3 章　幼児初期の発達と危機管理 …………………26
1．身体的発達　26
2．認知的発達　27
3．自我の発達　30
4．心理社会的危機　33
5．危機管理　35

第4章　幼児期の発達と危機管理……………………38

1．幼児期（3〜4歳から6歳ごろ）　38
2．幼児期の発達の特徴　39
3．幼児期の発達と危機　43
4．危機の種類と管理　46

第5章　学童期の発達と危機管理……………………51

1．学童期とは　51
2．学童期の発達課題　52
3．学童期の子どもの心と体
　　──現代の子どもの生活・健康観・そのおかしさ　53
4．学童期の認知発達　57
5．学童期の社会的発達　61
6．子どもの死についての理解　62

第6章　思春期（中学生）の発達と危機管理　………65

1．思春期とは　65
2．思春期における危機管理　70
3．援助の実際　73

第7章　青年期（高校生）の発達と危機管理　………78

1．青年期の発達特性　78
2．さまざまな危機管理　82
3．心理的危機のエピソード　87

第8章　青年後期（学生）の発達と危機管理　………90

1．青年後期の位置と課題　90
2．青年後期の心の危機管理　94
3．危機への対処　99

第 9 章　若いおとなのライフタスクと危機管理 …… 103

1．若いおとなのライフタスク　103
2．若いおとなとしての女性の生き方　104
3．若いおとなとしての男性の生き方　112

第 10 章　壮年期のライフタスクと危機管理 ………… 117

1．壮年期の特徴　117
2．壮年期の発達課題と危機　119
3．家族とのかかわりの変化　121
4．職業への取り組み方の変化　125
5．身体的変化への適応　127

第 11 章　高齢期のライフタスクと危機管理 ………… 131

1．心身の変化への適応　131
2．役割や活動の再方向付け　134
3．人生の受容と死の受容　139

第 12 章　生命の循環とペアレンティング
　　　　── 父性論・母性論・祖父母論 ……………… 144

1．生命の循環 (life cycle) と子ども・父母・祖父母　144
2．母性論・父性論　149
3．祖父母論　151

索　引　159

本文イラスト・高橋　正

● 執筆者紹介（執筆順）

第1章　岡堂哲雄（おかどう てつお）　編　者
第2章　高橋義信（たかはし よしのぶ）　札幌医科大学医療人育成センター
第3章　大熊保彦（おおくま やすひこ）　東京家政大学人文学部
第4章　伊藤智啓（いとう ともひろ）　札幌大谷大学短期大学部名誉教授
第5章　中西由里（なかにし ゆり）　椙山女学園大学人間関係学部
第6章　松本真理子（まつもと まりこ）　名古屋大学発達心理精神科学教育研究センター
第7章　橋本泰子（はしもと たいこ）　桜美林大学大学院
第8章　山本　力（やまもと つとむ）　岡山大学大学院教育学研究科
第9章　菅　佐和子（すが さわこ）　京都大学大学院医学研究科
第10章　長田久雄（おさだ ひさお）　桜美林大学大学院老年学研究科
第11章　河合千恵子（かわあい ちえこ）　東京都老人総合研究所
第12章　吉田圭吾（よしだ けいご）　神戸大学大学院人間発達環境学研究科

(2009年2月現在)

1 人間性の生涯発達と危機管理の視点

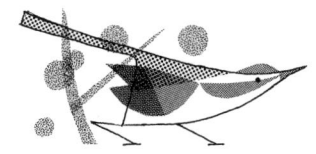

1. はじめに

人間発達学
生涯発達心理学

人は、誕生から死にいたるまでのあいだ、さまざまな変容をとげる。このような生涯にわたる変容過程を研究対象とし、そこに遍在する法則性を見いだそうとする科学は、人間発達学または生涯発達心理学とよばれる。これまでの発達心理学は、進化論的な取り組みか、乳幼児心理からせいぜい青年心理を含む範囲にかぎられていた。類人猿からヒトへの進化的変化を探求する立場と、子どもから成人までの成長過程を課題とする心理学であった。20世紀の中ごろまでは、子どもと青年の研究が中心であったが、その後、急速な高齢化社会の出現にともなって、それが緊急の社会的な問題となった先進国で老年期研究が熱心に行われ、ついで青年期と老年期の中間にあって社会を支えている成人の研究へと拡大してきたという経緯がある。

卒後教育

人の生涯発達研究を促した別の要因は、学校教育修了後の、いわゆる卒後教育に対する社会的要請である。高度技術化社会、情報化社会となった今日では、成人たちは学校では学ばなかった新しい情報や知識を習得しなければ、ふつうの生活

さえおぼつかない。家庭教育学級、成人学級、高齢者大学といった社会教育分野はもちろん、医療やエンジニアリングなどの専門性の高度な領域では、なおいっそう卒後教育が重くみられている。卒後5～10年の実務経験を積み、さらに大学院に入学して最先端の理論や技術を学ぼうとするリカレント学習も熱心に行われている。

リカレント学習

心の問題を対象とする臨床心理学に加えて、心身の健康を広く扱うヒューマン・ケア心理学が、わが国でも関心をもたれるようになった。心理学には、つねに健康なパーソナリティの成長と発達の知識が求められている。心身の健康は、発達段階や年齢によって、必ずしも一様ではないからである。

ヒューマン・ケア心理学

人間性の発達は、いくつかの段階を経過する。各段階には、その時期に特有の心の危機が内在している。この危機をあらかじめ学んでおけば、危機による破局を予防できるであろう。たとえば、20代の若い人びとには、親密性と孤立感の葛藤が心の危機を生じさせやすいけれども、備えがあれば危機管理は可能となるであろう。

本書は、人間性の発達にみられる諸段階の特徴と危機現象を理解し、予防的な危機管理を目指して構成されている。

予防的な危機管理

本章では、人間性の発達と危機管理について総論的に考察する。

2. 人間発達の基礎概念

人間が生まれ、成長し、老いて死にいたる一生を記述するための心理学的概念を整理して述べることにしよう。

成長

成長（growth）とは、通常、体の組織・器官・構造および機能の増加を意味する。しかし、人間的成長という慣用句では、むしろ精神面の発達をさすことが多い。さらに、発達

成熟	理論で成熟（maturation）というときには、体の構造や機能が期待されるもっとも充実した状態になっていく現象をいい、それには分化と統合の過程が含まれる。たとえば、幼児の歩行には、それにふさわしい体の器官と機能の成熟があって、はじめて訓練が効果をあげる。いわば、体の成熟の程度によって、学習の効率が左右されるともいえる。
学習 発達	経験による行動の変容としての学習もまた、発達の重要な要素である。包括的な概念としての発達（development）には、生体としての人がいっそう高度の分化や複雑さ、あるいは有効な機能を獲得していく過程に加えて、人生後期にみられる生体としての構造と機能の減退が含まれている。見方を変えると、発達は、加齢現象（aging）でもある。
加齢現象 円熟	加齢現象は、生物学的には受胎に始まり、死をもって終結する過程である。高年齢になるにつれて、体の老化は確実に進むが、この身体的老化に直面しつつ、これを克服して円熟の境地へと精神的に発達することが期待されている。ヒトとしての体の老化を超越する人間の精神的発達が、現代の老人世代にとって大きな課題である。

　人間の発達に一般的にみられる特徴、いわば発達の公理ともいうべき事柄について述べておこう。

　①発達は、一定の順序に従う。すべての子どもは、「立つ前に座り、話す前に片言を言い、四角形を描く前に丸を描き、独立できる前に他人に依存する」。

　②発達は連続的であるが、いつも等速とはいえない。段階的である。ある時期には急速であるが、ある時期は緩慢である。乳幼児期の発達は急速なものだが、その後やや緩慢となり、思春期にはふたたび加速化する。

　③発達には、方向性がある。身体は、頭部から足の方向に発達する。身体の中心部から周辺部へと発達する。全身的活

動から特殊的活動へと発達する。

④構造と機能は、独特の速度と段階を示す。パーソナリティを構成する諸要素の発達は、その速度面で差がある。

⑤行動は、人間の欲求によって制御され、発達水準によって限定される。

⑥成長と行動の可能性は、予測できる。

⑦人間は、まとまりのある全体性をもって発達する。

⑧発達は、遺伝と環境との輻輳(ふくそう)によって決定される。

信頼感 ⑨発達には、決定的な危機がある。たとえば、生後1年が人への信頼感の発達にとっては危機の時期である。この時期に十分な愛を与えられなかった子どもは、自己についても他人についても信頼感をもつことができず、その後の人間関係に永続的な問題をかかえることになってしまう。

個人差 ⑩発達には、個人差がある。まったく同じように成長する2人の子どもはいない。それぞれの子どもの顔つきが違うように、独自の成長の速度と形式をもっている。

3. 人間の一生と発達段階論

　　　　人間発達は連続的であって、成熟と学習の交互作用にともない、身心の機能は、分化と結合をくり返し、再体制化される。この連続的な過程は、ライフ・サイクル（生命の循環）の観点からみると、いくつかの特徴的な区分が可能であり、従来からさまざまな発達段階論がある。たしかに、人間の一生は決して平板に、直線的に経過することはなく、機能や構造の特徴によっていくつかの年齢群を区別できる。しかし、生涯をいくつかの段階に区切る場合に、問題がないわけではない。それは、人間生活が日々の連続性のなかで営まれているからである。

ライフ・サイクル(生命の循環)

七五三	わが国に伝統的な、子どもの七五三の儀式は、慣習的な年齢群の区切り方の一例である。また、男性は25歳、42歳、60歳、女性は19歳、33歳を、それぞれ厄年とする慣習がある。これらの年齢は、すべて数え年である。
厄年	

　子どもの七五三および大人の厄年は、それぞれ、一生の節目を示し、発達段階の変化にともなう心理的・社会的な危機への対応の準備を教えるもの、つまり危機管理に役立つものであった。とりわけ男性の42歳は、大厄といわれて恐れられた。これは、シニの語呂あわせだけでなく、身体面、社会生活面でわざわいに出会いやすいとするもので、英米圏のミドル・エイジ・クライシス（中年の危機）の考え方に符合していて興味深い。

ミドル・エイジ・クライシス（中年の危機）

　このような世俗的な人生節目論とは別に、人間発達の研究者たちは、いくつかの発達段階を区分できると考えている。

S.フロイト　　S.フロイト（Freud, S.）の小児性愛の発達に関する4段階〔口唇期、肛門期、エディプス期、潜在期〕や、スイスの
J.ピアジェ　　児童心理学者J.ピアジェ（Piaget, J.）の知的発達に関する3段階〔感覚運動期、具体操作期、形式操作期〕はよく知られた段階分けである。大著『ヒューマン・ライフ・サイク
スジー　　ル』（Human Life Cycle, 1975）の編者スジー（Sze, W. C.）は、人間の生涯を児童期、青年期、成人期、老年期に大きく区分している。各段階に特有の課題があるけれども、(1)児童期と青年期には、心理－社会的な発達課題が重要であり、(2)成人期には、家庭生活と職業が主要課題となり、(3)老年期には、行動面の順応あるいはコーピングが課題の中心になるとみる。加えて、各段階における人間の理解には、(1)個体内システム（精神力動：psycho-dynamics）、(2)人間関係的システム（集団力学：group dynamics）、(3)文化や慣習システムからの要請、(4)社会構造からの衝撃といった4つの決定因子

を把握することが、人間福祉上望ましいとの考えを示している。

次の6項目は、発達段階を特徴づけるものである。
①身体的な状態には、変化（成熟と老化）がある。
②どの段階の人にも、社会が期待する役割がある。
③どの段階も、時間の経過にともなって進む。
④認知的機能には、変化（その充実と衰退）がみられる。
⑤自分を方向づけ、制御する能力に変化がみられる。
⑥各段階には、固有の発達課題がある。

4. 人間発達にみる非直線性

児童期発達の各段階では、子どもは神経システムの成熟に応じて、社会的に期待される行動を学習し、つぎの発達段階が必要とする学習の基本を身につけていく。しかし、このような発達は、それほど単純には進まないものである。未知なる事象に直面し、不安を感じ、それに対処しながら解決していくのが、パーソナリティの発達なのである。ときには対応できなかったり、敵意や怒りが生じることもありうる。前の段階への後戻りが起こっても当然である。幼稚園で上手に適応している子どもが、就眠時にはまだ甘えや指しゃぶりを示すこともあろう。このような行動上の一貫性のなさは、ライフ・サイクルの各段階のどこでもみられるものであって、それだけでは問題とはいえない。その人をとりまく人びとがどのように感じ、どう応ずるかによって、問題となったり、ならなかったりする。かくて人間の成長過程には、相互に矛盾するような感情面、行動面、社会生活面の傾向があることを確認しておかねばならない。

人間発達には、(1)いっそう進んだ段階に成長したい衝動

パーソナリティ

発達（progression）	（この衝動に対応して成長的行動を示すのは、心理学では、狭義の発達〈progression〉と称する）と、(2)現状で満足し、このままのライフ・スタイルを維持したい要求（この要求が強く、発達が停滞している状態を固着〈fixation〉とよぶ）、さらに(3)いっそう未熟な行動に後退したい要求（これが具体的行動にあらわれる場合を退行〈regression〉という）が共存しているものである。前述の幼稚園児の行動上の矛盾は、まさにこの傾向を反映したものである。
固着（fixation）	
退行（regression）	

5. 健康なパーソナリティの条件 —— 危機管理の着眼点

エリクソン

　後にハーバード大学の人間発達学講座の教授になったエリクソン（Erikson, E. H.）は、早くも1950年に「パーソナリティの成長と危機」という論文のなかで、人間性の発達段階と心理－社会的な健康の条件を提言している。パーソナリティの健康、あるいは心の健康を考えるときには、伝統的な医学モデルに従って、精神症状がなければ正常とみなすというだけでは十分とはいえないとし、発達段階に固有の健康の条件を設定して、それからの逸脱を問題にしようとしたのである。

　たとえば、3歳児が親の過度の介入に屈服しておとなしい状態（親を困惑させることがまったくない状態）なのは、パーソナリティの成長の面からみるとむしろ不健康なのだ、とみる。子どもの身体的自立は、やがて必然的に心の自律を促すのであるから、**子と親の葛藤**が生じるのは、当然の現象である。この葛藤によって出現する心理的危機に取り組むことで、親子ともにそれぞれのパーソナリティが、次の段階へと成長することが可能になる。もちろん、親と子の並はずれた対立の場合には、従来からの精神病理学的な取り組みの対象

になることはいうまでもない。

心理−社会的危機　　エリクソンは、人間が直面する心理−社会的危機（psycho-social crisis）には、発達的で必然的な危機と、災害・事故・急病・離婚・遺棄などの突発的で状況的な危機とがあるとする。前者を発達的危機（developmental crisis）とよび、
発達的危機
状況的危機　　後者を状況的危機（situational crisis）という。人間が各発達段階で直面する発達的危機と併発しやすい状況的危機への対処の仕方を学ぶことにより、心の問題を予防する危機管理が可能となるであろう。

　　心理学・看護学などヒューマン・ケアの諸分野で重視され
危機理論　ている危機理論（crisis theory）には、人間が直面する危機と、それへの対処の仕方を定式化することが期待される。

　　エリクソンは、人間の生涯を8つの段階（eight stages of human being）に区分している。それぞれの段階には固有の
ライフ・タスク　ライフ・タスクがあり、それとの取り組みには、たびたび心理−社会的危機が生じやすい。しかし、この危機に対する対処の努力こそが、パーソナリティの健康な成長を促すとみるのである。ライフ・タスク（life task）とは、文字どおり人間の生命・生涯・生活にとっての課題であって、回避することのできないものなのである。かりにある段階のライフ・タスクに立ち向かうのをやめようとしても、その課題は、後の段階まで背負いつづけなければならない。

信頼と不信　　第Ⅰ段階（乳児期）における「信頼と不信」の課題に十分に取り組むことができなければ、身体面の成長不全が生じうるし、かりに身体的には成長が可能であっても、情感豊かな子どもに育ちにくいし、ことによったら青年期に精神障害の状態となるかもしれないのである。

　　エリクソンのライフ・タスク論の特徴は、上述の「信頼と不信」のように、ポジティブな面とネガティブな面の対立、

あるいは葛藤を重視するところにある。児童心理学や教育心理学のテキストにたびたび引用されるR．ハヴィガースト（Havighurst, R. J.）の発達課題のように、関連事項のチェックリストではないのである。エリクソンの人間発達学にあっては、乳児の場合は、母性的世話を受け持つ人（多くは母親）との関係において信頼だけでなく、不信の経験もまた大切な課題なのである。もちろん、ネガティブな不信に直面することが、信頼の経験よりも相対的に多ければ、乳児はしだいに生存の希望も、母性を求める要求も放棄したような無感動状態に沈んでいくことになるであろう。逆に大方の乳児は、母親の胸に抱かれて基本的な信頼を感得し、無心な微笑に典型的に象徴されるような自分の生命に対する信頼と希望の力を身につけていくのである。

エリクソンは、人間的な強さ（human strength）あるいは倫理性とよばれる希望、意思、目的意識、忠誠心（信じる価値への献身）、愛、ケア、英知などのとりわけ人間的な能

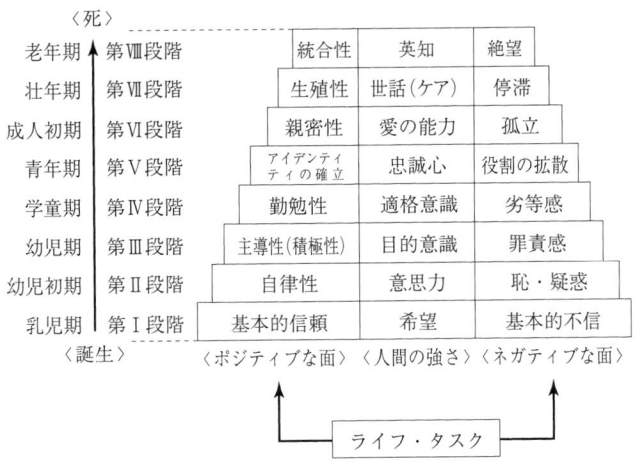

図1-1　エリクソンによる人間性の発達段階と人間の強さ

力が、各段階のライフ・タスクの達成によって獲得されるものとみるのである。この倫理性が、心の健康の中核となることを銘記すべきである。

たしかに、自殺者あるいは自殺企図をくり返す人には、深い希望喪失体験と人間に対するぬぐい去りえない不信感がみとめられることがあまりにも多い。

図1-1は、筆者がエリクソンの諸著書、論文をもとにして、人間性の発達段階と各段階のライフ・タスクおよび人間の強さを可視的に把握できるように工夫したものである。

つぎに、人間発達の8つの段階ごとに、ライフ・タスクを中心とする特徴について、エリクソンの所説に従って簡単に説明し、心の危機管理の着眼点としたい。

第Ⅰ段階　乳児期（誕生から15か月ごろまで）

基本的信頼感の獲得
不信感の克服

この時期の心理－社会的な危機は、基本的信頼感の獲得と不信感の克服といったライフ・タスクとの取り組みのなかで生じる。生存にとって重要な人間関係は、母親またはその代理者であり、乳児の成長に応じて増加する要求に対処できるほどに母性が発達していなければ危険であろう。また、子どもの知的好奇心や探索欲に対応する環境が必要とされることも明らかである。

第Ⅱ段階　幼児初期（15か月ごろから3～4歳まで）

「自立性・自律性」対「恥・疑惑」

「自立性・自律性」対「恥・疑惑」の課題は、子どもが親から離れるときには、いつでも再生する危機的な主題である。これは、マーラーの「分離－個体化の仮説」（separation-individuation hypothesis）にも対応する。

相互依存

人間が依存から自立へ、そして相互依存の社会的な関係へ発達するうえで、恥や疑惑を経験しながら、あるがままの自

己を受けいれて、それを育てていくことは容易ではない。この時期の重要な関係は、両親またはその代理者とのものであり、排泄習慣の自立を始め、法と秩序との葛藤を経験しやすい。自立と恥の葛藤を克服することで、人間の強さとしての意思力が育つのである。

意思力

第Ⅲ段階　遊びの時期（3～4歳から6歳ごろまで）

「主導性・積極性」対「罪責感」

「主導性・積極性」対「罪責感」がライフ・タスクであり、この葛藤に直面し乗り切ることで、目的意識を自覚するようになる。重要な人間関係は家族である。男らしさ、女らしさといった理想との積極的な対処がみられる。フロイトのいわゆるエディプス葛藤が顕在化し、その未解決は後に神経症の源泉になるといわれている。フロイトの性格形成論からみると、この段階までに性格の基礎ができあがり、成人しても変わるところが少ないと考えられている。しかし、エリクソンはこの時期以後にも、パーソナリティの発達があることを強調している。

エディプス葛藤

第Ⅳ段階　学童期（6歳ごろから思春期まで）

勤勉性と劣等感

学童期には、勤勉性と劣等感のライフ・タスクに取り組むことで、社会的適格感を獲得する。行動半径は学校、近隣社会へと拡大し、教師や仲間との関係をとおして社会性を豊かに伸ばしていく。

第Ⅴ段階　青年期（思春期から若い成人の時期まで）

アイデンティティの確立

役割拡散

青年期の心理－社会的な危機は、「自分は何者なのか」「自分は社会のなかでどのような身分を獲得できるか」といった自問自答を通じてのアイデンティティ（identity）の確立と役割拡散の葛藤から生じやすい。青年期は、これまでの諸段

階の発達を総括する時期でもあり、未解決の内的葛藤が大きければ、異常性が顕在化しやすい。非行、自殺、精神障害の多発は、その証明ということができよう。

青年期はまた、心理－社会的なモラトリアムの時代ともよばれるが、その真意は自分の生涯をかけて献身できる崇高な価値の発見のための猶予期間にある。いわば人間としての倫理性の確立の時期なのである。青年期に獲得される人間的強さ、倫理性は、価値高き理想への献身あるいは忠誠心にほかならない。

第Ⅵ段階　若い成人の時期（社会に参加する20歳代）

自己放棄
自己拡大

　20歳代の若い成人（young adult）は、自己放棄による自己拡大といった逆説的な生き方をする時期である。青年期的な自由を放棄しないかぎり、結婚生活も職業生活も可能とはならないからである。若い母親が、わが子の要求に対処するには、これまで享受してきた自由を（少なくとも部分的に）

親密性と孤立
感・孤独

捨てないかぎり、不可能となる。この時期は、親密性と孤立感・孤独の葛藤が心理－社会的危機を招くが、それを克服すれば、ようやく愛の能力を身につけることになる。就職拒否や結婚拒否の傾向を示す人のなかには、ほかの人と親しく交わる能力に欠け、孤立化しやすい問題をもつ人もある。

第Ⅶ段階　成人期（30歳ごろから60歳代中ごろまで）

　成人期の心理についての研究は、まだ十分なされていない。

生殖性
停滞

エリクソンは、成人のライフ・タスクが、生殖性と停滞の葛藤を乗り切っていくことにあるとし、そこでケア（世話）の能力が具体化することを示唆している。

第Ⅷ段階　老年期（60歳代中ごろから死まで）

絶望と統合
英知

　老年期のライフ・タスクは、心身の老化から生じる挫折感や絶望感に直面しながら、自分の生涯を統合的に受容することにある。この課題の達成によって、深い味わいのある英知が体得されるといわれる。

　以上、エリクソンの8段階の骨子を略述してきたが、これはあくまでも基本的な枠組みであることを忘れてはならない。この枠組みを基盤として、生涯発達のための理論を展開し、危機管理を実践していくことが、必須の取り組みである。

【参考文献】

エヴァンズ, R. I. 著　岡堂哲雄・中園正身訳　1981　エリクソンは語る―アイデンティティの心理学　新曜社

エリクソン, E. H. 著　仁科弥生訳　1980　幼児期と社会　Ⅰ, Ⅱ　みすず書房

岡堂哲雄ほか　1978　患者ケアの臨床心理～人間発達学的アプローチ　医学書院

2 乳児期の発達と危機管理

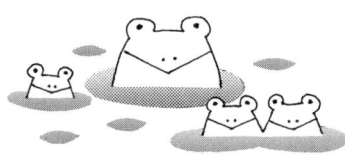

個性

人間は生まれたときからさまざまな個性をもった存在である。たとえ皆同じように見えたとしても、その個性は発達とともに次第にあらわになり、個性の違いは、はじめての誕生日を迎えるころには誰の目にも明らかになる。

この章では、人生の始まりの時期である乳児期（通常生後1年間をさす）にみられる対人面と情動面での個人差と、それがどうして生じるかについて述べる。また、乳児期にしばしば生じる発達上の問題にもふれることとする。

1. 気質とは

気質の定義

気質という概念は、古代ギリシア以来の長い歴史があるが、乳幼児の発達研究の分野で注目を集めるようになったのは、ここ20年ばかりである。研究者によって、その定義はかならずしも一致しないものの、おおむね次のように理解されている。気質は「発達初期から観察され、時間的にある程度安定した遺伝的な基礎をもつパーソナリティ特徴の個人差」である。このようなものとして定義される気質は、後のパーソナ

パーソナリティ特徴

リティの基礎を形作るものといえるだろう。

　以上の定義をよりわかりやすく説明すると、次のようになる。「発達初期から観察され」というのは新生児期（通常生後4週まで）あるいは生後数か月の時点から生じているということである。「時間的にある程度安定し」とは、乳児期に見られた特徴が幼児期、児童期あるいは青年期へと大きな変化をこうむることなく安定的に存在するということである。そして、「遺伝的な基礎をもつ」とは、気質というものが主として親の育て方といった環境的な要因によって作られる特徴ではなく、主として両親から引き継いだ遺伝的な要因によって作られる特徴であることを意味している。

遺伝の影響の評価

遺伝的要因　さて、あるパーソナリティ特徴が主として遺伝的要因によって作られるということはどのように調べられるのだろうか。

　遺伝的影響は親の遺伝子を子どもが引き継ぐことによって生じるものだから、ある特徴に関する親と子の関連の度合いを調べればよいと考えられるかもしれない。しかしこのような方法は適切とはいえない。ある特徴に対して、遺伝的影響が強ければ、その点に関して親と子の類似度は高いだろう。しかし、その逆は真ではない。つまり親子でよく似ているからといって、それがただちに遺伝的影響のせいであるとは結論できないのである。

　たとえば、音楽好きな親子がいたとして、それが遺伝が原因と決めつけることができるだろうか。音楽好きな親であるために子どもが幼いころから音楽に親しめる家庭環境であり、それゆえ子どもも音楽好きになったという可能性は否定できない。このように親子は遺伝子だけではなく家庭環境も共有しているため、親子のあいだで類似している点がみられるか

らといって、それが遺伝子のためなのか、家庭環境のためなのかは判定できないのである。

そのため遺伝的影響の度合いを評価するには、単純に親子を調べるのではなく、もっと手の込んだ方法が必要になる。それは養子研究法と双生児研究法である。

養子研究法と双生児研究法

養子研究法　　ある女性が出産したが、何らかの理由でその子は養子に出され、遺伝的には何ら関係のない別の人間によって育てられることになったとしよう。この場合、その子は実の親から遺伝子を引き継ぐものの、実の親とは別の家庭で育つため、実の親のもたらす環境的な影響はまったく受けないことになる。したがって、実の親と養子に出された子のつながりは遺伝的なものだけになるため、ある特徴に関して養子と実の親の関連性を調べれば、遺伝的影響の度合いを知ることができる。

一方、養子と育ての親は遺伝的なつながりはなく、環境のみを共有しているため、養子と育ての親の関連性を調べることにより、環境の影響の度合いを知ることができるのである。

しかし、生まれたばかりの子を養子に出すことはそれほど数多くあるわけでもなく、養子と実の親、育ての親の関係を調べることは研究実施上いろいろな困難を伴う。そこで、遺伝的な影響を調べる方法としてもっともよく用いられているのが、双生児研究法である。

双生児研究法　　双生児には一卵性と二卵性の2つのタイプがあり、一卵性の双生児の場合、100%遺伝子が同じであるのに対し、二卵性の場合は平均して50%しか遺伝子が同じではないという違いがある。しかし、どちらのタイプも、同じ時期に同じ両親によって育てられるので、環境から受ける影響は双生児同士ほぼ同じである。このため、もしある特徴が遺伝に強く影響

されるなら、その特徴に関して一卵性の双生児は二卵性の双生児よりも互いによく関連していることになり、一方、その特徴が環境に強く影響されるなら、一卵性の双生児と二卵性の双生児の関連性の度合いは同じということになるのである。

ある特徴に関してどれほど関連性があるかは、通常、相関係数で示され、それをもとにして遺伝と環境の影響が評価される。

気質的特徴

以上のような基準を満たす気質的特徴には具体的にどんな特徴があるのだろうか。多くの特徴が気質的特徴の候補としてさまざまな研究者によってあげられてきたが、その多くは残念ながらここであげた基準を満たしてはいない。ここでは、気質的特徴として、易刺激性と接近－抑制傾向の2つを取り上げたい。

易刺激性　　易刺激性とは、怒り、悲しみ、恐怖といった否定的な情動状態にどれほどなりやすいかということに関する特徴であり、乳児であればぐずりやすさあるいは不機嫌になりやすさということである。したがって、易刺激性が高い乳児とは、わずかな刺激で泣き、一度泣き出すと、なかなかなだまらない乳児ということになる。一方、易刺激性が低い乳児とは、泣いたりぐずったりすることが少なく機嫌のよいことが多い乳児である。このような特徴は、その乳児に対する養育者の育てやすい、育てにくいという知覚に強い影響を及ぼす。

ただし、これまでの研究から、4か月以前の泣きやぐずりは後の時期の易刺激性と必ずしも関係しないことがわかっており、易刺激性という特徴が安定するのは4か月以降のようである。

接近－抑制傾向　　接近－抑制傾向とは、多くの文献で社会性とよばれるもの

社会性

である。社会性とは、「他者の存在を報酬とする傾向」と定義され、具体的には「見知らぬ他人を恐れたり、恥ずかしがったりする傾向」を指している。よく知られた概念である外向性－内向性に近いものといってよいだろう。しかし、乳児にかぎっていえば、このような反応は見知らぬ人間に特有なものではなく、見知らぬものに対しても生じるため、社会性というより、接近－抑制傾向というほうがより適切なのである。たとえば、乳児に見慣れぬおもちゃをみせた場合、すぐに手を伸ばしてつかもうとする子としばらくみてから手を伸ばす子がいるが、前者は新奇なものに対する接近傾向が強いのに対し、後者は抑制傾向が強いといえるだろう。

　行動を抑制させる神経系の仕組みの発達は、生後まもなくできあがるものではない。そのため接近－抑制傾向が安定した気質的特徴として現れるのは、そのような仕組みが発達してからであり、生後6か月以上たってからのようである。

気質と危機管理

　乳児期にみられる気質的特徴は、それ以降の発達に大きな影響を及ぼすことになる。

　たとえば、見知らぬ他者をあまり恐れない乳児は、他者とよく関わり、他者から肯定的な扱いを受け、ますます他者と関わるようになる。一方、見知らぬ他者を恐れる乳児は、他者と肯定的な関わりをもつことが少なく、ますます他者を避ける傾向が強まることがある。この場合、もともとの接近－抑制傾向の差はそれほど大きくなくとも、その差を拡大する方向で発達が進み、幼児期、児童期でははっきりとした個人差となって現れる。このような場合は初期の個人差にポジティブフィードバックがはたらいたという。

ポジティブフィードバック

極端な気質

　とくに問題となるのは、極端な気質的傾向が見られる場合

である。たとえば、極端に易刺激性が強い乳児の場合、情動面の不安定さが幼児期以降も継続し、さまざまな不適応につながりやすいことが知られている。また極端に抑制傾向を示す乳児が後にさまざまな恐怖症に代表される不安障害を示しやすいことを見いだした研究もある。このような極端な気質をもった乳児は、ストレスとなる、あるいは脅威となる経験にとりわけ傷つきやすいといえ、その発達には特別の関心を払う必要がある。

不安障害

　このような問題となる極端な気質を示す乳児の割合は、多めに見積もっても数パーセントであり、極端な気質でないかぎり、特定の気質だからということで、将来の問題行動を単純に予測することはできない。見慣れぬものや人に対して抑制的で回避が強い乳児としても、母親がやさしく強圧的でない形で関わる場合、不安レベルを低くすることができ、必ずしも問題行動につながるとはいえない。

　このように気質は、後のパーソナリティの基礎をなすとはいえ、極端な場合をのぞけば乳児期の気質がそのまま後のパーソナリティを形作るのではない。むしろ母親を中心とした周囲の人間の関わり方と適合がよいかどうかで、適応的なパーソナリティとなるかどうかが大きく左右される。

2. 親子関係

愛着理論

　乳児期の親子関係についてもっとも影響力のある理論はボウルビー（Bowlby, J.）の愛着理論である。ふつう乳児が危険に遭遇したとき、乳児は泣くなどして、その危険を親に伝達し、親はその信号を受け取ったなら乳児を身近に引き寄せ保護するという一連の行動が生じる。ボウルビーはこのような関係のあり方を愛着とよび、乳児が危険に遭遇したときに

はたらくよう進化の過程で獲得した親子関係のシステムと考えた。このような関係を通じて、乳児は養育者に対する信頼感を形成し、その信頼感は人間一般への信頼感の基礎となる。また信頼できる人がそばにいるということから、多少の不安があっても新しい事柄に挑戦したり、未知なるものを探索できるのだと考えた。

エインズワース（Ainsworth, M. D. S.）はボウルビーの理論をもとに、愛着の質を調べる方法である新奇場面法（strange situation procedure）を考案し、これにより愛着研究が飛躍的にさかんになった。この新奇場面法とは実験室に親子を呼び、短い親子の分離と再会時の乳児の反応をみるものである。親子は3つのタイプに分類される。

1つは「安定した愛着」とされ、母親が実験室から出てしまうと不機嫌になるものの、母親が戻ってくると母親に接近し、容易になだまるタイプである。残りの2つは不安定な愛着とされ、そのうちの1つは、「不安定・回避型」であり、母親が部屋から出て行っても、後追いをしたり泣いたりすることがなく、再会後もほとんど母親と関わらないタイプである。もう1つは「不安定・抵抗型」である。このタイプは母親が分離した後不機嫌になり、再会後母親に接近し、接触を求めるがなだまらず、怒りや抵抗を示す。

「安定した愛着」タイプがもっとも好ましいとされ、ボウルビーによれば生後1年の発達課題としてもっとも重要なのは、安定した愛着関係を築くこととされている。

なにが安定した愛着を形成するのか

愛着理論によれば、安定した愛着を形成するためにもっとも重要なことは、養育者の敏感性である。敏感性という概念は、広範囲な内容を含む概念で、通常は乳児の信号に注意を

払い、その意味を正確に解釈し、適切に素早く反応する傾向と定義される。したがって、敏感性は、別の言い方をするなら、子どもに対する共感的志向性といえるだろう。

 敏感性の高い母親の場合、安定した愛着を示すことが多く、敏感性の低い母親の場合、不安定な愛着を示すことが多いことが明らかになっている。

 しかし、その関連の度合いはそれほど高くなく、養育者の敏感性が安定した愛着の唯一の決定的要因ではないことに注意すべきである。関連性がそれほど高くない理由として、研究上あるいは測定上の技術的な問題が関連しているが、それは安定した愛着の形成もほかの事柄と同様、あるひとつのあり方によって決まるのではなく、多くの原因をもつことを示しているのである。

> 共感的志向性

愛着形成の失敗がもたらす影響

 ボウルビーの初期の理論では、養育者と愛着を形成できなかった場合、その子の発達は長期的な悪影響をこうむるとされていた。親の愛情は乳児にとってミルクと同じくらい重要なものであると仮定していた。このことを確かめるのに、ホッジェスとタイザード（Hodges & Tizard, 1989a 1989b）は貴重なデータを示している。

 ホッジェスたちは、2歳前に施設に入所した子どもたちを長期間にわたって研究した。この施設は、設備や教育の点では優れた施設であるが、大勢の大人が交替で子どもたちの世話をするという仕組みのため、乳児が誰か特定の人に愛着を形成することが生じにくい施設であった。そしてこの施設の子どもたちは、あるものはもとの家庭（社会的経済的に恵まれていない家庭が多い）に戻り、あるものは養子として別の家庭に行き、あるものは引き取り手のないまま施設にとどま

> 施設児

るという形で、3つのグループに分かれていった。

　これらの子どもたちが8歳と16歳になったときの発達の状態を調べたところ、施設にとどまった子どもたちは精神病理学的な異常を示すことが通常よりも多く、途中から施設を出た2つのグループも彼らの教師の評価では、異常とまではいかないがその兆候を示すことが多く、友人関係もよくなかった。しかし、養子にいった子どもたちは、家庭内ではよく適応し、親密であたたかい関係を築いていたのである。

養子

　この結果は、発達初期に、愛着を形成できなかった場合、精神的健康、学校生活、友人関係の点で悪影響を及ぼすことを示している。一方、養子にいった子どもたちがそれほど問題を示さないことは、興味深い結果である。養子を迎えようとする家族は子どもに特別な関心と注意を払い、忍耐強く子どもと関係を築こうと努力する場合が多い。このような特別な努力が払われれば、かりに初期の段階で愛着を形成できなくとも、その悪影響を最小限にできるのである。

　それでは、愛着の欠如ではなくエインズワースの新奇場面法によって分類される不安定な愛着の影響はどうであろうか。不安定な愛着群は安定した愛着群に比べて、幼児期にかぎっていえばさまざまな点で劣ることを示している研究が多い。しかし、そのような差を見いだせなかった研究も多く、また見いだしたとしてもその差はそれほど大きくなく、すべて正常の範囲内での差にすぎない。したがって、不安定な愛着が後の発達に著しい悪影響を及ぼすということは考えにくいのである。

混乱型

　しかし、エインズワースのもともとの分類にはなかった混乱型（disorganized あるいは disoriented）に分類される乳児の多くはその後に精神病理学的問題を示すことが多い。混乱型とは、新奇場面で怒りを示した直後にすぐにおとなしく

満足そうに遊ぶといったように、一貫性のある組織だった反応を示すことがなく、加えて不自然な動き、表情や姿勢などがみられるタイプである。このようなタイプは問題を抱えている家庭、たとえば母親がうつ病的傾向である、子どもを虐待しているといった家庭に多く出現する。

母子の早期接触は重要か

クラウスとケネル（Klaus & Kennell, 1976）は、出産直後は、人間の母親にとって子どもとのきずなあるいは愛着を形成するのにもっとも敏感な時期であり、この時期に母子を接触させることはその後の母子関係の形成にとってきわめて重要なことであり、出産直後の母子分離は、養育行動の障害の原因となると主張した。

母子分離

母子同室制

早期の母子の接触を重視するクラウスらの主張は母親の主体的関わりや、夫の立ち会い、母子同室制の導入など、その後の出産のあり方を大きく変える原動力になった。しかし、クラウスらの主張を確かめるためにその後に行われた研究の多くは、早期の母子接触が後の母子関係に影響を与えることを見いだせなかった。また未熟児出生、新生児期の病気などで分離せざるを得なかった母子を対象にした研究でも、新生児期の母子の分離とその後の養育行動の障害とに関連を見いだせなかった。これらのことから、現在では早期の母子の接触がその後の母子のきずなの形成に重大な影響を及ぼすという主張は、ほとんど支持されていない。

親子関係と危機管理

安定した愛着を形成するような親子関係の形成には、親側の役割が重要である。愛着理論によれば、親の敏感性が安定した愛着の重要な先行因であった。したがって、敏感性の低

い親に対して、その敏感性を高めるような働きかけが求められることになる。

親への働きかけ　そのためには、まず養育者に乳児と関わることや、泣き、発声、表情、身体動作といった乳児の出す信号に敏感に反応することの重要性を理解させることが必要である。養育者のなかには乳児が泣いても放っておいたほうがよいのだといった誤った知識をもつ人がいる。また、具体的な乳児との関わり方を教え、実際に手本を示してあげることも、養育者の敏感性を高める効果的な方法である。

　たとえば、ヴァン・デン・ブーム（van den Boom, 1994）は、6か月から9か月の乳児をもつ母親に、乳児の行動をまねしてみること、自らの発声を繰り返してみること、乳児が目をそらしたら語りかけを一時停止することを教えている。このようなことは、母親の子どもの信号に対する知覚とその正しい解釈を促す効果がある。

乳児との関わり　また彼は、実際の乳児との関わりを観察し、関わり方について助言している。たとえば観察中に乳児が泣き出したとする。なだめたときは、そのなだめ方の効果性について教える。なだめなかったときには、なだめるよう促し、なだめることの重要性を強調する。さらになだめ方についてさまざまな方法を教え、1つの方法を押しつけることは避けている。乳児の気質や好みによってなだめ方の効果的方法は異なるからである。これらのことは乳児の信号に対する養育者の反応がより多様で、より複雑なものになることを目指している。このような介入により、ヴァン・デン・ブームは安定した愛着が増加することを見いだした。

両親間の葛藤　敏感性の低さ以外にも、親子関係を損なう危険性の高い要因、すなわち危険因子として次の2つがある。ひとつは両親間の葛藤である。この影響は幼児期以降に顕著になるが、両

親間の葛藤が母親と乳児の関係に悪影響を及ぼすのである。夫との関係がうまくいっていない母親は、乳児に適切な関心を払うことが困難になり、過度に批判的になる傾向がある。親同士が頻繁に争うことによって、乳児は発達初期から怒りや敵意という否定的な情動にさらされることになり、それは後の心理的な問題の原因となるのである。

抑うつ的な母親　もうひとつは両親の精神医学的問題である。よく研究されているのは抑うつ的な母親のもたらす影響である。抑うつ的な母親は乳児と関わること自体少なく、その関わり方は一貫性がない。しつけに関しては放任的傾向がある。母親の抑うつ的傾向が増すにつれて、夫婦関係も悪化することが多く、それがまた親子関係に悪影響を及ぼすのである。

　危険因子は、単独で現れることは少なく、重なり合うことが多い。その危険度は、重なり合えば合うほど単純に加算される以上に増加するのである。

【引用文献】

Hodges, J. & Tizard, B. 1989a IQ and behavioral adjustment of ex-institutionalized adolescents. *Journal of Child Psychology and Psychiatry*, 30(1), 53-76.

Hodges, J. & Tizard, B. 1989b Social and family relationships of ex-institutionalized adolescents. *Journal of Child Psychology and Psychiatry*, 30(1), 77-98.

Klaus, M. H. & Kennell, J. H. 1976 *Maternal-infant bonding*. Mosby.（竹内徹・柏木哲夫訳　1979　母と子のきずな　医学書院）

Van den Boom, D. C. 1994 The attachment of temperament and mothering on attachment and exploration: An experimental manipulation of sensitive responsiveness among lower-class mothers with irritable infants. *Child Development*, 65, 1457-1477.

3 幼児初期の発達と危機管理

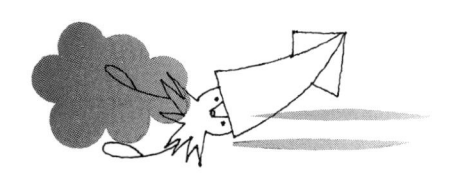

　幼児期の期間をどう考えるかについてはいくつかの説があるが、ここでは1歳半から3歳半〜4歳ごろまでを幼児初期とする。年齢はおおよその目安であり、個人差や文化的な差異によって多少の違いがある。この時期は、歩行の開始と習熟、言語の獲得、表象能力の発達などがみられるが、それらが自律へと収 $\underset{\text{しゅうれん}}{斂}$ していくところに大きな特徴がある。

1. 身体的発達

歩行

つかまり立ち
　ほぼ8か月ごろからつかまり立ちがみられ、1歳前後に歩行が始まる。個体差があるにしても幼児初期の始まりである1歳半の時点では、健常な子どもであればほぼ全員が歩けるようになっており、幼児初期の終わりである3歳から4歳にかけての時点では、おおむね安定した歩行が可能である。

行動の活発化
　さらに、歩行の高度なバリエーションとでもいえる、走る、跳ぶ、高いところから飛び降りるなど、行動が活発化する。こうした能力は、子どもが自らの興味や欲求にしたがって、自由に移動したり、視点を変えることを可能にする。

手の発達

　手の機能についてみると、1歳半でコップからコップへ水を移すことが可能であり、3歳になるとボタンをはめることもできる。手の器用さが増すと、子どもは興味を抱いた対象をつかむ、角度を変えて眺める、投げる、たたくなどの行為をするが、これも歩行と同様に、自らの興味や欲求にしたがって自由に対象に関わろうとする現象である。

欲求
興味
　以上のような身体的発達によって、子どもが体験する世界は大きく広がり、知識も増す。ここで重要なのは、子ども自身の欲求や興味に従ってそれが可能になる点である。自分の力で対象や世界の見え方やあり方を変化させることができるという発見や、その喜びを体験することが、子どもの活動性をいっそう刺激し、積極的な行動を促進する。

2．認知的発達

言語の獲得

1語文
2語文
　1歳前あたりから「マンマ」など1つの単語からなる1語文が見られ、幼児期に入ると、「ワンワン、ネンネ」などのような2語文が出現する。語彙も、2歳になるころには30語程度であるが、幼児初期の終わりには1000語以上に増加している。

模倣ー強化学習説
生得説
　言語の習得については、模倣ー強化学習説、すなわち、子どもが親の言うことを模倣し、正しければほめられたり、意味が通るなどの報酬が得られた結果、言語を習得していくという考え方が唱えられたこともあった。だが現在、その説は完全に否定されないまでも限定的な役割しか認められていない。現在では、人間は生得的に、言語には構造（法則性）があるということと、それが基本的にどのような構造をしてい

るかの知識をもっている、とする考え方が有力である。たとえば、言葉には主語と述語があり、主語は述語より前に置かれる、といったようなことである。こうした知識を前提に言語を学習する結果、子どもはときに誤った一般化をすることがある。英語で言えば、"I goed to school."、日本語で言えば「この花はきれくない」などがそうである。

 文法的な側面と同時に言語のもうひとつの側面である思考との関係でいうと、後述するように概念化する能力が不十分であることから、言語的な指示や表現は必ずしも成人と同一ではなく、子どもは独自の言語スタイルを用いている。たとえば、一番大きなケーキをほしがる女の子に自由にケーキを選ばせても、彼女は「大きいケーキ」ではなく、砂糖のかかったケーキをとったりする（Newman & Newman, 1984）。「大きい」という言葉を知っていても、それが意味する範囲や内容が必ずしも成人の使う「大きい」と同一であるとはかぎらず、子ども独自の使い方や世界観が反映されている。

（欄外）概念化

思考の発達

 ピアジェ（Piaget, J.）は、幼児初期・幼児期の思考の様式を「前操作期」とした。操作とは、論理的操作のことを意味する言葉であり、事象を抽象化したり、異なる事象間の異同や関係を見いだしあるいは関連づけて、新しい概念、命題、仮説を発見、創造することである。「前操作期」という表現は、この時期の子どもにとって論理的操作がまだ困難であったり限定的であることを示しているが、同時に論理的操作が可能になるための準備段階に到達していることもまた示している。

 この時期、目の前にある世界とは別のもうひとつの世界が、子どもの心のなかに生まれ始めている。前者を外的世界、後

（欄外）前操作期

表象	者を内的世界とよぶとすれば、内的世界の表れ方を表象という。内的世界は、それだけで独立して存在することもあるし、外的世界と対応しているときもあるが、いずれにせよ表象は、「何か」について心のなかに描かれたものであり、その「何か」を代表するものである。この代表するという機能が象徴である。象徴する能力を身につけたことの意味は大きく、それによって、現在・実在に制限されることなく、世界を扱うことができるようになる。
象徴	

前概念的思考

前概念的思考　前概念的思考は、前操作期のうちでもとくに幼児初期の特徴であり、概念を形成するひとつ前の段階である。たとえば水着を着た妹と洋服を着た妹とは別の人間だと思ったり、逆に別々の場所でみつけたナメクジを同一のものとみなすなどの現象がある（小嶋, 1965）。これは物の同一性（妹は着るものに関係なく妹）やクラス（ナメクジというクラス＝類には、見かけ上はそっくりでも別々の個体が含まれる）を認めることができないことを示している。

同一性
クラス

イメージ　概念化が困難であるのは、この時期の主たる表象の形式がイメージであるからだと考えられる。イメージというのは具体的な像であり、常に個別の事象として扱うことしかできない。そのために、着るものが異なれば異なる人物であり、同一の模様をしていれば同一のナメクジとみなすのである。概念を用いた思考が可能になるためには、言語能力のさらなる発達が必要である。

遅延模倣

乳児期の終わりごろから、子どもはさかんに両親の行動を模倣するようになる。このころの模倣は、両親のそばにいて

その行動を模倣するだけであるが、幼児期に入ると両親がそばにいなくとも、その行動を模倣するようになる。これが可能になるのは、子どもが両親の行動をイメージしてそれを模倣しているからだと考えることができる。これを遅延(あるいは延滞)模倣という。この遅延模倣はしばしば遊びのなかにも登場し、「象徴遊び(ごっこ遊び)」へと変形することがある。

遅延(延滞)模倣

遊びの発達

象徴遊び(ごっこ遊び)は単なる模倣にとどまらない。自分の思うままに場面や行動を設定しそれを演じている点が、現実の再現である模倣とは異なっている。子どもはそのなかで両親のみならずきょうだいや親類、警官、店員、さらにはウルトラマンなどテレビやアニメのキャラクターまでも演じているが、ある人物や人間関係を演じるなかで、感情や欲求を表現したり願望や理想を実現している。ときには現実と空想の区別が混乱し、仮面ライダーの衣装をつけたのに変身できないと泣き出すこともある。

象徴遊び(ごっこ遊び)

3. 自我の発達

成人にとって、自分が外界や他者から完全に独立した存在=個体であることは自明のことである。だが、人間は生理的誕生と同時に心理的にも個体として誕生しているわけではない。個体であるという感覚は、徐々に獲得されていくものである。この過程をマーラーら (Mahler, M. S., et al., 1975) は、分離-個体化過程として理論化した。

彼女らは、分離と個体化は異なった2つの発達として考えている。分離は子どもが母親との共生的融合から脱出してそ

分離-個体化過程

共生的融合

自我機能

の間に境界を設けることを意味し、個体化は、認知、知覚、記憶、現実吟味能力などを含む自我機能を進歩させて、子どもが個としての性格を確立することを意味する。これらは別の発達であるにしても、互いに相補的な関係にあり、相互に影響しつつ発達する。

分離－個体化の過程は図3-1のように表される。この図からわかるように、幼児初期は、分離－個体化が一応達成される時期にあたる。

乳児期まで

正常自閉期
共生期
分化期

子どもにとって自分と母親との世界が完全に同一である正常自閉期、両者にあいまいな境界が生まれ始める共生期、母親が自分の外部の存在であることに気づき始める分化期、母

○　正常自閉期
　　（生後2か月まで）　　　　○　＝　母

○　共生期
　　（生後2か月～5か月）　　○　＝　子

○○　分離個体化－分化期
　　　（生後5か月～9か月）

○→○　分離個体化－練習期
　　　　（生後9か月～15か月）

○⇄○　分離個体化－再接近期
　　　　（生後15か月～24か月）

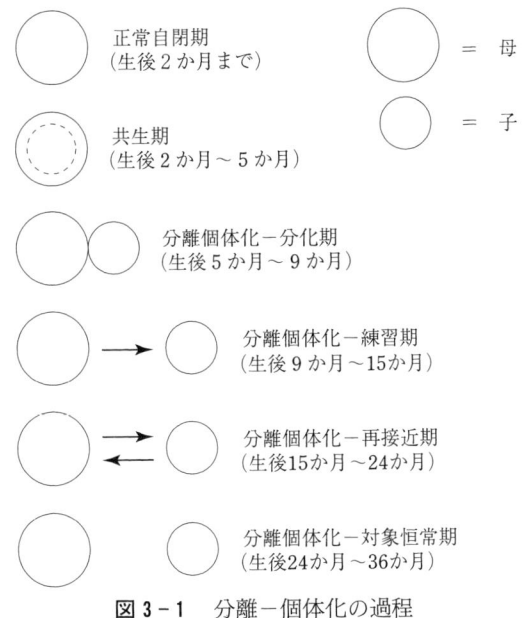

○　○　分離個体化－対象恒常期
　　　　（生後24か月～36か月）

図3-1　分離－個体化の過程
(Mahler, M. S., et al., 1975より作成)

練習期	親から離れて外界を積極的・自発的に探索し始める練習期という過程を経験して、子どもは次の再接近期を迎える。

再接近期

社会的相互作用　　この時期、子どもの喜びは「もの」を発見する喜びから社会的相互作用へと変化し、子どもにとっての母親も単なる安全基地から、諸発見を分かちあいたい存在、かけがえのない大切な存在へと変化する。子どもは、母親が自分とは別個の人間であるという認識をもつようになり、子ども自身の願望と母親の願望は必ずしも一致しないことに気づきはじめる。しかし、その事実をただちに認めることができずに子どもは不安に陥る。これを分離不安という。

分離不安

　　分離不安に陥った子どもは、母親に本を読んでほしいという要求を示したり、逆にお菓子を母親に運んでくる行為によって親愛の情を示したり、ときには母親の膝に乗るというような身体的接触を求めたりする。これは、母親の愛情や承認を確認しようとする行為にほかならない。だからといって、分離ー独立の欲求が失われることはなく、母親を押しのけたい欲望としがみつきたい欲望が急速に交互に出現する。この葛藤が、全般的な不満足や気分の急激な変化、かんしゃくとして現れる。

かんしゃく

情緒的対象恒常性

対象恒常性　　対象恒常性とは、ある対象が時間や空間、ときには外観に関係なく一貫して存在するという確信のことである。おもちゃの自動車を毛布の下に隠すと、隠す場面を見ていてさえ、子どもは自動車がなくなったと思う。だが、やがて目に見えなくともそこに存在することを確信できるようになる。これが対象恒常性である。ピアジェはこれを対象の永続性とよん

対象の永続性

で、一般に生後18か月から20か月の時期に達成されるとした。それに対しマーラーは、母親のような満足や不満足、熱望、興奮の対象である存在に関する恒常性を「情緒的対象恒常性」とよんで、中性的なモノに対して起こる恒常性と区別し、より複雑な過程で成立すると指摘している。

情緒的対象恒常性

　当初、子どもにとって自己も含めた対象は、「良い」部分と「悪い」部分に分裂している。母親という対象も、良い母親と悪い母親とに分かれて存在しているので、良い母親がいくら強力に存在しても、悪い母親は脅威でありつづける。だが、情緒的対象恒常性が成立することによって、良い部分と悪い部分が統合されて一貫した全体として理解されるようになると、母親から十分な応答が得られない場合でも、それまでの関係を基礎にした「良い」母親像が機能して不安を感じないですむようになる。

　良い対象と悪い対象の統合は、自己や他者についても成立するので、それぞれが分化した一貫性のある存在として認識されるようになる。これが個体化である。

個体化

4. 心理社会的危機

自律感

「自立性・自律性」対「恥・疑惑」

　エリクソン（Erikson, E. H.）の発達理論でいうこの時期の心理社会的危機は「自立性・自律性」対「恥・疑惑」である。これまでみてきたように、この時期に子どもは、他者とは異なる独立した自己であるという感覚や、それに基づく自律感を形成する過程にある。子どもは「イヤ」とか「自分で」（自分でしたい、できる）という言葉を頻繁に使い、それが拒否されると激しく怒りだすことがよくある。両親からみればあきらかに失敗することが予見できる場合でも、自分

ですと主張してゆずらない。子どもが洋服のボタンをはめようとしているときに、もしも大人が手伝ったり子どもに代わってはめてしまうと、一度ボタンをはずしてから自分でやり直そうとすることもある。こうした現象を**第一反抗期**ということがあるが、これは自律の現れにほかならない。それゆえ「自律期」という言葉を使用する考え方もある。

　この時期は、子どもにとって大人の力を借りることなく何事も自分ですることが重要なのであり、ある程度は自分の力でできることもある。そうした成功体験は子どもにとって大きな喜びであると同時に、自律感を育てていくことにもつながる。

羞恥と疑惑

　しかし、子どもは現実的な自分の能力を超えるような課題にも挑戦するので、そのときには当然失敗する。また、後述するしつけなどによって、大人が子どもの自由な動きを制限することもある。これらを体験することで、子どもはそうした自分を恥じ、自分の能力に疑惑を抱く。

　これを、自律への失敗に由来する不安に焦点を当てて考えるならば、マーラーの再接近期・分離不安に結びつけることも可能だろう。自律に失敗したときに感じる頼りなさは、それが癒されないかぎり、母親に見捨てられたという不安として体験される。この傾向が強いと、子どもは失敗を恐れて新しい課題に取り組まなくなったり、多くのことに自信を失い、結局消極的で引っ込み思案になる。

　だが、子どもはこうした**失敗経験**を通じて現実的な限界を知ることにもなる。もし成功体験ばかりであるならば、誇大的で非現実的な**幼児的万能感**を抱き続けることになるだろう。こうした現実感覚の上に立った自律感こそが重要である。

5. 危機管理

葛藤の解決と親の態度

エリクソンの理論によれば、「自立性・自律性」対「恥・疑惑」葛藤の解決は、自律の獲得だけでも、羞恥・疑惑が支配的になるだけでもない。双方の傾向をバランスよく身につけることが必要とされる。そのために親には、ある程度の忍耐と援助、それに工夫が要求される。失敗するとわかっていることに子どもが挑戦することをそばで見守らなければならないときもあるし、失敗に意気消沈したり悔しがる子どもの気持ちを引き立てることも大切である。

また、子どもがほぼ確実に達成できるような課題や、逆に能力を超える課題を勧める、失敗しても重大な結果をもたらさない（ガラスのコップのかわりにプラスチックのコップを運ばせる）という工夫も必要である。

個体化と親の態度

親、とくに母親はこの時期に養育態度の変化を要求される。再接近期では子ども自身、個体化が進むにつれて増大する分離不安にさらされており、それはときにかんしゃくや多動のような激しい行動として表現される。それに対して母親は、子どもの不安を理解し、見捨てるわけではないということを子どもに明確に伝えなければならない。

個体化が確立すると、子どもは母親以外の他者との関係に興味を抱き始める。なかには、子どもが母親から独立分離していくことにさびしさを感じて、子どもを抱え込み分離傾向に逆らう母親もいる。親のさびしさに共感しつつも、子離れの最初の時期がきたことを、了解させることが必要になる。

多動

子離れ

三歳児神話と母親への対応

三歳児神話　「三つ子の魂百まで」ということわざがしばしば引用され、3歳まで（すなわちおおむね幼児初期の終わりまで）に心理的障害を受けると、将来にわたって心理的問題を引き起こすといわれてきた。子どもに問題行動がみられると、その主たる原因として母子関係の歪みが過剰に強調され、母親たちはそのために苦しんできたという歴史がある。母親は取り返しのつかない失敗をしてしまったかのように責められたり、あるいはみずからそう思い込んだりしてきた。健常な子どもの母親であっても、そうした失敗をしないように過度に心配し、

育児不安　ときには育児不安に陥るケースもみられる。

　たしかにこれまでみてきたように、子どもは（多くの場合）母親との親密な関係を基礎にして始めて自律し個人となっていくことにまちがいはない。だが、そこでの母子関係に問題があったとしても、それが不可逆的かつ決定的だというわけではない（藤永ら，1987）。むしろその後の対応や出会い、環境などの変化によって、十分に改善される可能性を含んでいる。このことをまずわきまえ、いたずらに母親や家族を責めて絶望させたりしないようにすることが重要である。

しつけと虐待

しつけ　個として確立するにつれて、親は子どもに対してしつけを開始する。しつけの基本的方法には文化的な影響があって一概に論じられない点もあるが、ニューマン（Newman）らを参考にすると、次のように分類できる。

強制　①強制：罰を与えたり、強制的に子どもを移動させるなど、物理的な力を行使する。

脅し　②脅し：怒り・失望・非難を表出する、コミュニケーションを拒否する、立ち去ったりそっぽを向くなど、心理的な圧

迫を加える。

誘導 ③誘導：その行動がなぜ悪いかを説明する、他者の行動の結果を指摘する、子どもの優越感などに訴えて行動を再方向づけしようとする。

モデリング ④モデリング：親が意識的、無意識的に模範を示す。

これらのしつけの方法のうち、西欧文化圏の研究によると強制や脅しに代表されるような強圧的なしつけは、望ましくないという見解で共通している。これらのしつけの方法は、子どもを攻撃的にしたり、不安におとしいれたり、内的な道徳感を発達させないと考えられている。

児童虐待 また、近年増加しつつある（表面化しつつある）児童虐待が、しばしば「しつけ」の名目で行われていることにも留意すべきであろう。

【引用文献】
藤永保ほか　1987　人間発達と初期環境－初期環境の貧困に基づく発達遅滞児の長期追跡研究　有斐閣
小嶋恵子　1965　表象の発達　波多野完治（編著）ピアジェの発達心理学　国土社
Mahler, M. S., et al. 1975 *The Psychological Birth of Human Infant*.（高橋雅士ほか訳　1981　乳幼児の心理的誕生　黎明書房）
Newman, B. M. & Newman, P. R. 1984 *Development through Life* 3rd ed.（福富護訳　1988　生涯発達心理学　川島書店）

【参考文献】
麻生武（編）　1995　講座生涯発達心理学　第2巻　金子書房
伊藤隆二ほか（編）　1994　人間の発達と臨床心理学2－乳幼児期の臨床心理学　駿河台出版社
Lerner, R. M. & Busch-Rossnagel, N. A. 1981 *Individuals As Producers of Their Development*（上田礼子訳　1990　生涯発達学　岩崎学術出版社）

4 幼児期の発達と危機管理

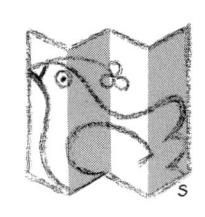

1. 幼児期（3〜4歳から6歳ごろ）

　この時期はいわゆる就学前期にあたり、やがて幼児は日常の生活習慣を確立し、集団のなかで生活できるようになる。それは幼児が家庭のなかでの自立から一歩踏み出して、同年代の子ども集団のなかで学習をとおして、さらに能力を発展させる時期でもある。

移行　　この時期にはさまざまな移行の問題が生ずる。その第一はそれまでの赤ちゃんの生活から幼児の活動への移行がある（受動性から能動性へ）。第二は日常生活におけるいろいろな能力の量的な発達を土台に、発達の質的変化が起こることである。そして第三は幼児の遊びを中心とした活動から、小学**学習活動**　校入学をひかえ学習活動への移行がある。

　幼児期は人生における主要な発達課題が含まれる大切な時期であり、それゆえ古くから「三つ子の魂百まで」とことわざにいわれたり、新しくは「人生で学ぶすべての事柄は幼稚園の砂場の中に埋まっている」などともいわれるのである。

　この章では、エリクソン（Erikson, E. H.）の心理社会的発達段階説を中心に、幼児期の発達と危機について学習する。

2. 幼児期の発達の特徴

幼児初期（15か月から3～4歳まで）の発達が人としての生活習慣の基礎的形成や技能獲得にあるとすると、本章で取り上げる幼児期（3～4歳から6歳ごろ）の発達の特徴は、日常生活のための技能や知識の量的な蓄積と発達の質的な変化にある。

技能や知識

ことばの発達

以上のことをことばの発達の面でみてみよう。ある研究によると3歳児が使用する語の数は800～1000語くらいであるが、4歳になると1500～2000語、多い子どもでは2500語くらいになるという。このような語数の増大によって、やがて幼児は助詞と接続詞を用いた長い文をしゃべるようになる。

表4-1は遠城寺式乳幼児分析的発達検査法の一部抜粋である。この検査表は0か月から4歳7か月までの乳幼児を対象に移動運動、手の運動、基本的習慣、対人関係、発語、言語理解の6項目について総数293の発達課題項目が設けられ、子どもの発達の様相を総合的に測定できる。課題項目の合否は表中に○×で表記される。

発語発達

この表をもとに発語発達の状況をみてみよう。3歳未満児は「小さな人形」「赤い風船」など単語を2つ直結した2語文が言えるが、3歳半になると「きれいな花が咲いています」のような主述関係のある文が言えるようになり、さらに4歳半くらいになると「山の上に大きな月が出ました」のように、いわゆる「てにをは」を用いた文章表現ができるようになる。

理解言語

3歳児は自分が話せる言語の3倍くらいは理解できるとされるが、幼児期のことばの発達の特徴は、このように理解言

表4-1 遠城寺式乳幼児分析的発達検査法
（遠城寺式乳幼児分析的発達検査法　p.10　慶應通信　1976）

(年：月)	歴年齢	移動運動	手の運動	基本的習慣	対人関係	発言	言語理解
4:8		スキップができる	紙飛行機を自分で折る	ひとりで着衣ができる	砂場で2人以上で協力して1つのものを作る	文章の復唱(2/3)（子どもが二人ブランコに乗っています）（山の上に大きな月を見ました）（きのうお母さんと買物に行きました）	左右がわかる
4:4		ブランコに立ちのりしてこぐ	はずむボールをつかむ	信号を見て正しく道をわたる	ジャンケンで勝負をきめる	4数詞の復唱（5-2-4-9）（6-7-3-1-5）	数の概念がわかる（5まで）
4:0		片足で数歩とぶ	紙を直線にそって切る	入浴時、ある程度自分で体を洗う	母親にことわって友達の家に遊びに行く	両親の姓名、住所を言う	用途による物の指示(5/5)（本、鉛筆、時計、いす、電燈）
3:8		幅跳び（両足をそろえて前に）とぶ	十字をかく	鼻をかむ	友達とものを使う（ブランコなど）	文章の復唱(2/3)（きれいなお花がいっぱいです、飛行機が空を飛んでいます、じょうずに歌を歌います）	数の概念がわかる（3まで）
3:4		でんぐりがえしをする	ボタンをはめる	顔をひとりで洗う	「こうしていい？」と許可をもとめる	同年齢の子供と会話ができる	高い、低いがわかる
3:0		片足で2～3秒立つ	はさみを使って紙を切る	上着を自分で脱ぐ	ままごとで役を演じることができる	2語文の復唱(2/3)（小さな人形ふうせん、おいしいお茶）	赤、青、黄、緑がわかる（4/4）
2:9		立ったままくるっとまわる	まねて〇をかく	靴をひとりではく	年下の子供の世話をやきたがる	2数詞の復唱(2/3)（5-8）（6-2）	長い、短いがわかる
2:6		足を交互に出して階段をあがる	まねて直線を引く	こぼさないでひとりで食べる	友達とけんかすると言いつけてくる	自分の姓名を言う	大きい、小さいがわかる
2:3		両足でぴょんぴょん跳	鉄棒などに両手でぶら	ひとりでパンツを脱ぐ	電話ごっこをする	「きれいね」「おいしいね」	鼻、髪、歯、舌、へそ
0:1		あおむけでときどき左右に首の向きをかえる	手にふれたものをつかむ	空腹時に抱くと頭を乳の方に向けてほしがる	泣いているとき抱きあげるとしずまる	元気な声で泣く	大きな音に反応する
0:0		運動	動	社会性		言	語

表現言語　　　語から表現言語へとすすむことである。

運動の発達

　　この時期の運動面での発達の特徴は、筋肉の瞬発力、持久力の発達に加えて、体全体やさまざまな筋肉を統合して使う調整力が発達してくることである。同様に表4-1でみると、
片足立ち　　3歳未満児の「片足で2～3秒立つ」ことができる状態から
幅とび　　3歳半では「幅とび（両足をそろえて前にとぶ）」、すなわち仕切線を意識して目標地点に向かってとぶことができるようになる。そして4歳をすぎると手と足、体全体をリズミカル
スキップ　　に連動させて「スキップ」ができるようになる。
　　このように個々の単純な行動の再生から始まり、さまざま
行動の連鎖　　な運動を複合して高次の大人の運動に近い行動の連鎖にまで、この時期の幼児は著しい発達をとげるのである。
　　さまざまな行動の可能性（能力）が高まると、当然子ども

模倣の季節　は自分の能力と照らし合わせて模倣可能な事柄に興味を抱き始める。幼児期はまさに「模倣の季節」といってよい。模倣は幼児の遊びのなかに現れる。

　この時期の遊びの特徴は、ままごとやお店やさんごっこに代表されるようなごっこ遊びが始まることである。「ごっこ」は大人の世界の観察とその模倣によって構成されるが、その背景には事物をほかのものに置き換える「見立て」（枕を人

見立て
ふり　形などに）の能力やうそ真似やふり（病気のふりや死んだふり）をするなどの「空想する力」もはたらいている。

思考の発達

　経験の量的蓄積は発達の質的変化をもたらし、行動の総合化や統合化を起こすが、同様のことは幼児期の子どもの認知や思考においても起こる。

　上記のように3歳児になるとことばの使用が可能となるが、そのことはこの時期の幼児が対象のもつ具体的な形のほかに頭のなかで、それを象徴するようなイメージ（像）をもつよ

イメージ　うになることを意味する。それは実際のものを媒介にしなくても頭のなかでイメージを手掛かりとして思考できるようになるということである。

　電車ごっこに興じている4歳児は、実際のもの、たとえば電車の運転席や乗客の椅子がなくても、それがあたかもそこにあるかのごとくに遊ぶことができる。頭のなかにある電車のさまざまなイメージにしたがって眼前の大型積み木は電車そのものにもなるし、運転席にも、座席にもなるのである。

　しかし、幼児期の子どもの思考の特徴として、思考の仕方

自己中心的　が自己中心的であることが指摘されている。それを空間概念の発達を例にみてみると、たとえば5歳児の空間は、自分の活動を中心とする事物の芋づる的連鎖で成り立っている。そ

アリの目 鳥の目	れはいわば地上をはって歩くアリの目の世界に似ている。全体を高いところから客観的に眺められる鳥の目ではない。その例として、自分の家から幼稚園までの道筋を5歳児に説明させてみるとよい。てきめんにこの事物の連鎖が出現する。「玄関を出るとサ、大きな土管があってサ、それをくぐってまっすぐ行くとサ、お店やさんがあってサ、そこはいつもおやつを買うところでサ、そんでもってそこを曲がってサ……」といったぐあいである。つまり、幼児は自分の興味や関心に基づいて、空間を自己中心的にとらえているのである。
時間概念	この幼児の自己中心性は、時間概念の獲得や情緒的な感情の発達にも関与する。幼児期の子どもは5歳くらいになると自己中心性を介して、まず昨日と今日を関係づけることができるようになる。昨日遊んで楽しかったから、今日もまたそれをしようとするのである。昨日と今日とを結びつけているのは、この自己性にほかならない。そして自己性はやがて今日と明日を結びつける基礎になる。今日経験した楽しさを明日もしたいと思うようになるのである。子どもは未来に期待し、希望をもつようになる。
アニミズム性	幼児期の子どもの特徴として、事物のなかに人間性を見いだすことがあげられる。ピアジェ（Piaget, J.）はこれを幼児のアニミズム性とよんだ。たとえば幼児は倒れたコップをみて「かわいそうに、くたびれたコップ」とか、カメラの三脚を立てると「堂々としている」、それを隅に片づけると「悲しそうだ」などと言ったりする。これらは子ども独特の詩的表現であるが、コップや三脚を「人」に見立て、自分の感情性に照らして事物をみているということで、やはり自己中心的な見方である。

3. 幼児期の発達と危機

　　人は2つの対立する状態が同時に起こる場面に出会うと、大きな戸惑いや抵抗を感じる。行動をどう選択すべきか迷いが生じたり、情緒的に不安定になったり、孤立感や孤独感を深めたりする。ときには頭痛や腹痛、倦怠感や無力感、放心などの病的症状が出ることもある。これは大人にかぎったことではなく、幼児についてもみられる現象である。このように心身に強いストレスを引き起こす出来事や情緒的脅威にさらされている状態を危機という。

ストレス
危機

　　エリクソンは以下の事柄を前提に、8つの段階からなる心理社会的発達段階説を唱えた（第1章参照）。
　　①個人の人格は人の成長と社会的活動の拡大、あるいは社会的生活の広がりの認識という、発達が本来備えているレディネス（準備が整った状態）の歩みによって発達する。

レディネス

　　②社会は、社会生活のなかで個人の相互作用が適切な度合いで展開し、適切な順序ですすむように個人の発達を保護し、奨励する。

社会

　　エリクソンは、個人の発達と社会のあいだに各年齢段階に応じて心理社会的危機が生じ、その危機を克服することによって人格の成長があるとする。幼児期はいろいろな能力が大きく伸展する時期であり、かつそれに応じて幼児が対象とする社会も大きく広がる時期である。それゆえにまた、心理社会的危機も大きいといわねばならない。

発達課題
　　発達課題とは、人が正常に発達するために各年齢段階に応じて、社会から達成するように要請されるいろいろな能力の水準のことである。エリクソンは心理社会的発達段階説を唱

ハヴィガースト	えたが、ハヴィガースト（Havighurst, R. J., 1953）は6段階（乳幼児期、児童期、青年期、壮年期、中年期、老年期）からなる発達段階説を提唱した。「発達課題」はハヴィガーストがはじめて用いた概念であるが、乳幼児期について以下の事項ををあげている。
乳幼児期の発達課題	

①歩行の学習
②固形食摂取の学習
③話し言葉の学習
④排泄の仕方の学習
⑤性の相違を知り、性に対する慎みを学ぶこと
⑥生理的安定の獲得
⑦社会や物事の単純な概念構成
⑧両親、同胞、他人などとの情緒的結合
⑨善悪を区別することの学習と良心の発達

習慣形成	食事や排泄の習慣形成に親は際だった熱心さを示す。このような親からの要求は、ときとして幼児に危機を生じさせる。発達のプロセスが一段階進むと、それまで成立していた周囲との適合状態が崩れ、新たな問題が起こってくる場合がある。すなわち発達課題はその背景に危機もかかえているといえる。

発達課題と危機

移動ー性器期	エリクソンは幼児期の発達を心理社会的発達段階の第3番目に位置づけ、それを移動ー性器期と呼んだ。対応する年齢は文化によって異なるとしながらも、おおむね3歳前後から就学するまでの時期である。彼はこの時期における幼児の発達の課題と危機は「主導性・積極性」対「罪責感」であるとした。
「主導性・積極性」対「罪責感」	
	表4-1にみるように、この時期の幼児は認知的能力や社会的能力の発達が著しい。幼児は社会的な関係においてこれ

社会的関係

までの母親や両親を中心にした身近な家族関係から、親以外で自分の生活に関わる人たちや近隣の子ども、そしてさらにはまったく面識のない同じ年齢層の子どもやそれを指導する大人の集団、すなわち保育所や幼稚園にまで、社会的関係を発展させていく。

とくに身体的発達は心理的、社会的発達に著しい影響を与え、幼児は自分の活動について、よりいっそう自信を深め、積極的で自発的になっていく。

エリクソンによれば、子どもが自力で歩けるようになり、やがて性器に関心をもち始めると相手を「ものにしたい」という要求をもつようになるという。はじめは得ようと努めるという形で始まるが、次第に力を強め、やがては相手を攻撃して征服することが暗に含まれるようになる。男児ではそれが相手への侵入になるということで、象徴的に男根－侵入の様式が強調される。女児では「奪う」ことに近い攻撃の形である「とらえる」という様式が強調される。これには自分を魅力的にして相手を虜にするという形式も含まれるという。

他者への侵入には危険がともなう。それは自分が新たに獲得した運動や認知の能力を自発的に試そうとするあまり、相手に対して攻撃的となり、強制しようとした結果、生ずる。自発性はやがて自分の身体や精神の力、すなわち自制や自律のコントロールをこえてしまい、強制的に他から制止される事態へと発展する。そこで**罪悪感**が生ずることとなる。

また、この段階の子どもは自発的に行動し、生活空間を家庭の外にまで拡大し、さらに性の差異に気づき父親と母親を区別し始める。認知と思考の能力の発達から目標を心に描き、自分が理解し認識できる人の仕事や人格に**同一視**し始める。男児は父親を、女児は母親をモデルにしてさまざまな模倣が出現する。この際、**エディプス**的な感情（同性の親を憎悪し、

異性の親を思慕するという抑圧された無意識の複雑な感情）も含まれているために、危機が訪れる。このようにして心理社会的様態として「主導性・積極性」対「罪責感」が形成される。

4. 危機の種類と管理

危機的状況の種類としては、成熟的危機、状況的危機、偶発的危機の3つをあげることができる。

成熟的危機 　成熟的危機は、エリクソンが心理社会的危機とよぶものに相当する。それは個人が発達の各段階においてひかえている発達課題を乗り越えようとするときに生ずる。課題のなかには社会的要請も含まれ、個人にストレスと緊張を生み出すが解決することで危機は克服される。

状況的危機 　状況的危機は、親との死別や親の離婚などによる愛情や依存の対象の喪失、病気による入院など意図せぬ家族からの分離、受験など個人的な失敗による挫折などによって引き起こされる。したがって、比較的短期間のそのときの状況に依存した危機である。幼児期はとくに親への依存性が強い時期であり、親との別離は重大な危機となることが多い。

偶発的危機 　偶発的危機とは、偶然大きな事故や出来事に遭遇した際に陥る危機である。地震や洪水などの天災や、火事や自動車事故などの人災によって引き起こされる危機である。急激なス

パニック状態 　トレスからパニック状態に陥ることも多いが、事件が終了した後にも神経症的な障害が残ることもまれではない。

　上記の3つの危機は、いずれも人生のなかではいつでも起こりうるわけで、人は常に何らかの危機のなかで暮らしているといえる。危機が避けられないとしたら、危機をどのように管理し乗り越えるか、その能力が問われることになる。

幼児期の危機管理

幼児期には人見知りや分離不安、指しゃぶりや性器いじり、毛布や人形（移行対象）への固執、多動やことばの遅れ、親や保護者からの虐待などさまざまな問題が起こりがちで、それが原因となって家庭内にいろいろな危機が生ずる。ここでは分離不安を例に危機管理について考えてみよう。

分離不安

幼児期になって、はじめて幼稚園や保育所に通うことになった子どもが、母親との別れを激しく拒否し泣き叫ぶというシーンがときどきみられる。子どもの反応があまりにも激しいため、母親も保育者も戸惑うことが多い。

一般に子どもが成長し母親から離れ、独立しようとするとき、情緒が不安定になったり、落ち着きをなくしたり、いら立ったりする。これは分離独立のための先触れ的行動とみなしてよいが、極度の母親喪失への不安や危機感をともなうときは注意が必要である。

母親の代理者

対策としては、事前に新しい環境を十分にみせて慣れさせたり、またそこに先生や保育者などの母親の代理者がいることを説得しておくことなどが大切である。とくにこの説得に際しては、これから入っていく環境が、見知らぬ人から新しい守るべきルールを課される場所であることを教える（あなたは……をしなければならない）よりも、そこには母親の代わりになって親切に世話をしてくれる人がいるので、困ったことは何でも相談するとよい（あなたは……をすることができる）と説明するほうが、先に述べたようにこの時期の子どもが自己中心性の世界にいることに照らして有効である。

しかし、だからといって子どもの言いなりになれというのではない。言いなりになるということと子どもの自主性を認めることとはまったく異なる。むしろ子どもは自主性を通して規律性を獲得すべきである。目標としての規律性が確立さ

規律性

4・幼児期の発達と危機管理　47

民主的自主性　れないなら、そのような保育は失敗である。今日、荒れる学校の原因は幼児保育や幼児教育にあると厳しく指摘されることがあるが、現にこの民主的自主性の履き違えにその根本があるとする研究もある（アイゼンク＆アイゼンク）。

家族の縮小と危機管理

少子化　　　　わが国では今日、少子化が問題とされるなかで家族の規模が急激に縮小しつつある。右の図は、筆者が女子短期大学生295名を対象に家族関係を調査した結果に基づいて、親の世代における親族関係（図4-1）と、学生本人が将来結婚し自分と同じ年齢の子どもをもつようになった時点で構成しているであろう親族関係（図4-2）を示したものである。これをみると親の親族が平均31名もいるのに対して、学生たちが将来構成する親族は約15名に過ぎないことがよくわかる。

キーパーソン　家族の誰かが危機に出会ったとき、身近にいてサポートし
社会的きずな　てくれる人（キーパーソン）の存在は大きい。家族社会学の概念に社会的きずな（social ties）があるが、これは人間が危機に出会ったとき、その人を援助してくれる人が一定数（25人前後）いることを指す。社会的きずなとは一緒に話したり、愛情を分かち合ったり、独立や所属が認められたり制止されれたりする関係のことをいうが、これらはすべて家族に含まれる機能である。そしてこの社会的きずなのなかからキーパーソンが生まれることが多い。

　　少子化が家族の縮小をもたらし、さらには親族の縮小も進行している今日、危機に際して個人が頼れる社会的きずなも弱くなっている。都市で孤立して家庭を築いている若い親たちが遭遇する育児の問題を例として、専門家による危機管理や介入が必要になってきている。また、このようなサポートシステムを整備することが、今や行政の常識になっている。

危機に遭遇している人たちを援助する際に注意すべき点として、以下のことがあげられている。
①事実を客観的に把握できず、不安を増大させていないか。
②不安が先行しているために事実関係が不明となっていな

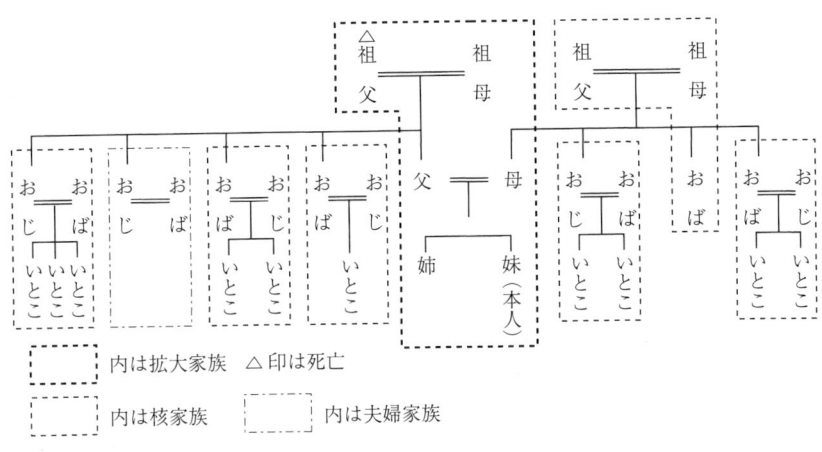

図4-1 現在の学生たちの平均的親族構成例

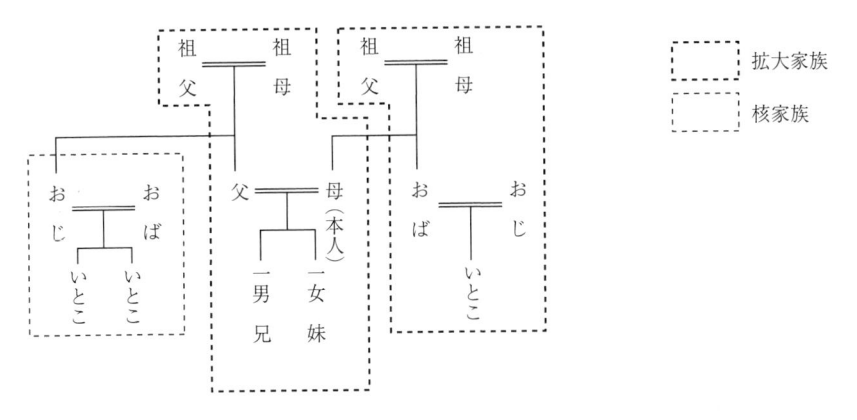

図4-2 1世代のちの平均的アイデアルな親族構成例

いか。

③ものの見方がゆがんでいて、偏見や迷信、思い込みなどの行動が含まれていないか。

多くの場合、当事者に正しい知識を伝えることによって、不安や誤解は解消されるが、援助者は常によい聞き手となって相手の訴えに耳を傾け、心の支えとなることが大切である。

【引用文献】

遠城寺宗徳ほか著　1976　乳幼児分析的発達検査法　慶應通信

Erikson, E. H.　1950　*Childhood and Society*.　W. W. Norton & Company, Inc.（仁科弥生訳　1977　幼児期と社会 1　みすず書房）

Evans, R. I.　1967　*Dialogue with Erik Erikson*.　Harper & Row, Publishers, Inc.（岡堂哲雄・中園正身訳　1981　エリクソンは語るーアイデンティティの心理学ー　新曜社）

【参考図書】

Call, J. D., Galenson, E. & Tyson, R. L. (ed.)　1983　*Frontiers of Infant Psychiatry*. Basic Books, Inc.（小此木啓吾監訳　1988　乳幼児精神医学　岩崎学術出版社）

岡堂哲雄編　1998　家族論・家族関係論　系統看護学講座別巻15　医学書院

佐藤壹三ほか編　平成5年　精神保健　新版看護学全集12　メジカルフレンド社

外林大作ほか編　1981　心理学辞典　誠信書房

5 学童期の発達と危機管理

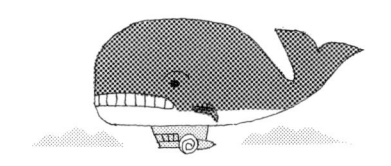

1. 学童期とは

学童期
　小学校入学時から第二次性徴がみられる思春期までの間を児童期、もしくは学童期とよぶが、便宜上、小学生の時期を学童期ということもある。身長や体重などの成長発達が著しい乳幼児期や第二次性徴に伴い身体発達や体型が大きく変化する思春期に比べると、学童期の発達は穏やかであり、人生のなかでは比較的安定した時期でもある。

潜伏期
　精神分析学の創始者であるフロイト（Freud, S.）は児童期を、「潜伏期」と命名している。つまり、この時期には性的・攻撃的衝動が抑圧され、無意識の活動が展開されるものとみなし、パーソナリティ形成上はなんらの意味をもたない時期であると指摘している。

　児童期の心理的な発達については、乳幼児期や青年期ほど関心をもたれることがなく、心理学において研究されなかった時期も長かった。この時期についての心理学的関心は、まず思考や知的発達の研究へと向かい、その後子どもをとりまく文化や家族から、より大きな社会的単位へと向かっていった。

2. 学童期の発達課題

発達課題　　　　発達課題とは、発達のそれぞれの段階において解決しておかなければならない心理社会的な課題のことをいう。具体的には、運動技能、知的技能、社会的技能、情緒的技能などの獲得に反映されるという。

　ハヴィガースト（Havighurst, R. J.）は、児童期においては次の3つの領域で著しい発達を示すとしている。第一は、
友人仲間　　生活の中心が家庭から友人仲間へと進む発達、第二は神経と
身体的な発達　筋肉を用いて遊戯をしたり仕事をしたりする身体的な発達、そして第三は大人のもっているような概念・論理・記号や交
精神上の発達　信などの世界へ進む精神上の発達である。そして彼は、この3つを基に児童期の発達課題を示した。

　エリクソン（Erikson, E. H.）は、人間の生涯について8つの心理社会的発達の段階を提唱している。彼によると学童
勤勉性対劣等感　期の発達課題は「勤勉性対劣等感」である。子どもは、文化的に有用な技能をこの時期に勤勉に学ぼうとするが、一方で自分には能力や価値がないと感じたり、達成感を味わうことができずに劣等感を抱いたりするのである。

　エリクソンの理論を踏まえて、ニューマンとニューマン（Newman, B. M. & Newman, P. R.）は人生を10の心理社会的発達段階に拡張して論じている。そこでは、学童前期（5～7歳）と学童後期（8～12歳）に分けられているが、前者は本書では幼児期にあたるので後者の発達課題について提示することにする。

　エリクソン、ハヴィガースト、ニューマンとニューマンによる発達課題について表5-1に示した。

表 5-1　エリクソン、ハヴィガースト、ニューマンとニューマンによる発達課題

人生段階	心理社会的危機 (エリクソン)	発達課題 (ハヴィガースト)	発達課題 (ニューマンとニューマン)
学童期 児童期	勤勉性 vs 劣等感	・普通の遊技に必要な身体的技能の学習 ・成長する生活体としての自己に対する健全な態度を養うこと ・友達と仲よくすること ・男子として，また女子としての社会的役割を学ぶこと ・読み・書き・計算の基礎的能力を発達させること ・日常生活に必要な概念を発達させること ・良心・道徳性・価値判断の尺度を発達させること ・人格の独立性を達成すること ・社会の諸機関や諸集団に対する社会的な態度を発達させること	・社会的協力 ・自己評価 ・技能の習得 ・チームプレイ

3. 学童期の子どもの心と体
　　——現代の子どもの生活・健康観・そのおかしさ

　従来は児童期の子どもは発達上比較的安定しているとされていたが、今日では思春期にある中学生に限らず小学生が関与したさまざまな事件が報道されている。小学生といえども以前ほど安定した状態とはいえない状況になってきている。
　では、実際に現代の子どもはどのような生活を過ごしているのだろうか。実際の調査データをもとに以下に論じていきたい。

子どもの生活リズム

就寝時間　県内1万人近くの児童生徒を対象とした熊本県学校保健会(1995)による調査によると、就寝時間では、小学校低学年までは9時ごろに寝る子どもがもっとも多いが(小学校1年58％、3年47％)、4年生になると「10時ごろ」が45％になり、10時以降に就寝する子どもが60～89％になるという。また、女子のほうが男子より就寝時間が遅い傾向にあるとのことである。

起床　起床については、「気持ちよい起床がだいたいできる」との回答が幼稚園では86％であるのに対して、小学生では72％に減少する。とくに高学年になると減少が目立つようになる(「気持ちよく起床できる」との回答が4年生では35％、5年生では15％)。

朝食については男女とも約8割が「毎日食べる」と回答しているが、6年生女子では、74％と少なくなる。

排便　排便については、学年が上がるにつれ、「毎日する」との回答が減る(幼稚園男子73％に対して小学生男子43％、幼稚園女子66％に対して小学生女子は低学年で45％、中学年で39％、高学年で24％と激減する)。小学生の便通やトイレに関する意識調査の結果によると(くにもと肛門科編, 1996)、小学生の段階で便秘傾向と自覚しているものが高学年男子以外は10～15％程度存在していること、7～8割の者が便意を我慢すると回答しているという。

便意抑制　この小学生の便意抑制傾向は勤労女性を対象とした同種の調査結果の数値よりも約10％程度高く、小学生における便意抑制はかなり深刻とされている。とくに学校で大便をしないという回答が6割以上もあり、その理由としては、①臭い・汚い、②時間がない、③落ち着かない、④恥ずかしい、冷やかされる・いじめられる、⑤便意がない、などがあげられて

いる。学校におけるトイレ環境の改善や、排便が決して恥ずかしい行為でないとの意識改革が必要と指摘されている。学校のトイレのあり方を検討している学校トイレ文化フォーラムにおいても、子どもの健康や生活をないがしろにすることのない、安心して行くことができる、また子どもが行きたいと感じるようなトイレの環境整備やトイレ指導の必要性が訴えられている（増田，1998）。

トイレ指導

子どもの健康生活

首都圏に住む小・中・高校生を対象とした調査によると、子どもに自分自身の体調について自己診断させたところ、「気になることはない」とした者はわずか15％にすぎず、85％は何らかの不調を訴えているという。その訴えは「集中力が続かない」「朝、起きられない」「疲れやすい」「なかなか寝つかれない」「アレルギー」がベスト5であり、具体的な病気の自覚症状というよりは、むしろ不健康感というものである（カゴメ株式会社，1996）。また、夜更かしや睡眠不足傾向の者ほど、上記の不健康感や便秘気味などの不調感を訴えている。また、女子は小学校6年以上になると、体調以上に体型を気にするようになり、自分を「太りすぎ」と気にしているという。

不健康感

体型への関心

子どもの体の異変

阿部ら（1995）は、子どもの体の「異常」とはいえないまでも「正常」とはいえない事象をからだの「おかしさ」とよび、全国の幼稚園、小学校、中学校、高等学校計2,535校を対象に実態調査を行った。それによると、学校現場ではこの種の調査が開始された1978年ごろから子どものからだの「おかしさ」が実感されているという。1978年、1990年、1995年

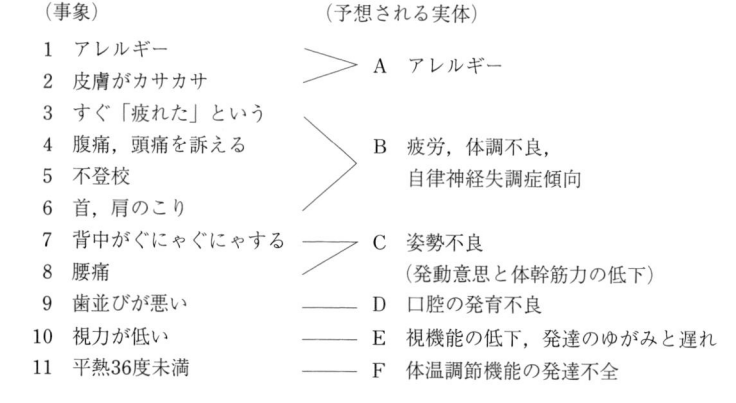

```
（事象）              （予想される実体）
 1  アレルギー
 2  皮膚がカサカサ              A  アレルギー
 3  すぐ「疲れた」という
 4  腹痛，頭痛を訴える           B  疲労，体調不良，
 5  不登校                          自律神経失調症傾向
 6  首，肩のこり
 7  背中がぐにゃぐにゃする      C  姿勢不良
 8  腰痛                            （発動意思と体幹筋力の低下）
 9  歯並びが悪い          ──── D  口腔の発育不良
10  視力が低い            ──── E  視機能の低下，発達のゆがみと遅れ
11  平熱36度未満          ──── F  体温調節機能の発達不全
```

図5-1 子どものからだの「おかしさ」の事象と実態
（阿部ら，1995より）

表5-2 子どものからだの「おかしさ」に対する提言
（阿部ら，1995より作成）

提言1　西暦2000年までに，"からだのおかしさ"の進行をくいとめてみよう。21世紀への子どもたちへの最大の贈り物として，たとえば20年前の子どもたちのように「すぐ"疲れた"という」子がいないようにしよう。

提言2　とくに，防衛体力を向上させ，感覚諸器官を発達させることを目指し，「子どものからだづくり，地域（学校，家庭）行動計画／4カ年計画」を，子どもの意見で聞いてつくろう。

提言3　緊急に次の措置をとろう。

　ア．アレルギー検査を無料で，希望者に実施し，適切な対応をとろう。

　イ．裸眼視力の正確な検査を復活させ，視力低下の原因をつきとめ，適切な対応をとろう。

　ウ．防衛体力向上への取り組みの知恵を集め，意図的に取り組みを進めよう。とくに，小学校には体育の専科教員を配置しよう。

提言4　子どもの権利条約をわが国で誠実に具体化させるために，子どものからだと心，子どもの権利の現状と課題を明らかにし，権利を向上させる取り組みの成果を集約することを目的にした「国立子どもの研究所」を総理府につくろう。

からだの「おかしさ」 に実施された3回の調査結果を踏まえて、90年代の子ども、とりわけ小学生を中心に、からだの「おかしさ」をみていくことにしよう。

　学校関係者の回答による子どものからだの「おかしさ」ベスト5は、90年、95年の調査ともに「アレルギー」「すぐ『疲れた』という」「視力が低い」「皮膚がカサカサする」「歯並びが悪い」であった。78年のベスト5は「背中がぐにゃぐにゃする」「朝からあくびをする」「アレルギー」「背筋がおかしい」「朝礼でバタンと倒れる」で、両方に共通しているのはアレルギーだけであった。全体的な傾向として、90年代の子どものからだの「おかしさ」は、幼・小・中・高を通じて同一方向へと進行し、事態は一層深刻化していると指摘されている。阿部らがまとめた子どものからだの「おかしさ」とその実態について整理したものを図5-1に、提言を表5-2に示した。

4. 学童期の認知発達

子どもの知的発達

　子どもの認識の発達について研究したピアジェ（Piaget, J.）によると、幼児期の思考の特徴として、自己中心性（利己的という意味ではなく、他者の立場に立てず、自分の立場や視点から物事を考えること）や、直観的で知覚に左右されたもののとらえ方などがあげられている。それが、児童期になると、具体的操作期とよばれているように、具体的な事象に関しては論理的な思考が可能となってくるが、抽象的な論理操作はまだ難しい段階となってくる。

具体的操作期

　例をあげると、象と馬と犬の大きさの比較をさせる場合、具体的な事象と矛盾しない、「馬が犬よりも大きく、象が馬よりも大きいときに象と犬ではどちらが大きいか」との問い

に答えることができても、論理が具体性を欠く「犬が馬よりも大きく、馬が象よりも大きいときに象と犬とではどちらが大きいか」との問いへの正答率は減少してしまうのである。

　このように、この時期の子どもの思考の特徴としては、まだ、大人と同じような抽象的・論理的思考の段階には至っていないが、学校教育の影響もあり、保存概念（見た目が変化しても、あるものに付け加えたり取り去ったりしなければ、物質量は変化しないと認識すること）、分類概念（全体と部分を同時に推論すること。たとえば、10本の赤いバラと4本の黄色いバラを示し、バラと赤いバラではどちらが多いかとの問いに正答できること）、系列化（たとえば、長さの異なる複数の棒を長短の順に並べることが可能になること）、可逆性（元に戻ることができること、たとえば、誤りを発見した場合に、考え方のステップを逆にたどって、誤りのない地点から再スタートできること）などを理解できるようになっていることがある。

　しかし、前にも述べたように、子どもは大人と同じように周囲の物事を認識しているわけではないので、医療現場などで思わぬ混乱を示すことがある。たとえば、心電図検査を体から器械で血を抜かれると思い、恐怖反応を示したり、脳波検査を頭に電気ショックをかけられるのではないかと誤解したりすることがある。

　治療や処置に際して、子どもに理解できるような十分なインフォームド・コンセントが必要であることに配慮しなければならない。

子どもの身体に関する認識

　子どもの身体、とくに内臓の働きの認識について調べたものに、ジェラート（Gellert, E., 1962）の研究がある。彼女

最初に知る臓器

は、4歳から16歳の子どもを対象として、心臓や胃などの内臓が体のなかでどのような働きをしているのかについて問いかけたり、絵を描いてもらったりしている。それによると、子どもが最初に知る臓器は心臓であり、4歳児でも正しい位置について理解しているが、生理学的な説明が可能となるのは10歳以降となっている。また、図5-2に子どもによる内臓の位置の描写例を示した。ほぼ正しい内臓の位置の把握ができるのは、10歳以降であることが図からわかるであろう。

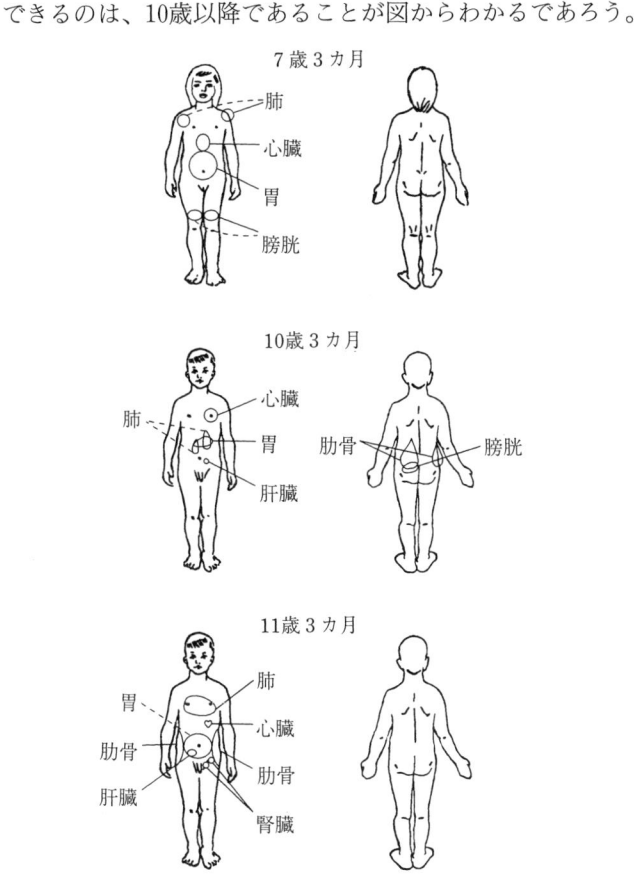

図5-2 子どもによる内臓の位置の描写例（Gellert, E. 1962より）

学校教育で教える体のしくみ

児童期の子どもは小学校という学校教育の場で多くの知識を学んでいく。人の体に関する知識は理科教育のなかで教えられる。どのような内容を理科教育のなかで扱っているのであろうか。具体例を表5-3に示した。

理科カリキュラム小学校3年生で、ごく基本的な「耳で音を聞く」、「目で見る」、「腕を曲げる（筋肉の働き）」について、小学校4年生で、運動をする前後の呼吸や脈拍の変化や体温のこと（人やほ乳類は恒温動物であること）、小学校5年生では、男女の体の違い（卵巣や精巣、乳房など）や受精のしくみについて、小学校6年生で消化器、肺、心臓などの内臓の働きや骨や筋肉の働きについて習うことになっている。男女の体に共通している内臓の働きを習う前に性器（しかも卵巣と精巣についてのみ）について教えられるのは順序が逆のようにも思うが、現行のカリキュラムではこのようになっている。おそらく、性教育を始める時期の関係でこのようになっているのではないかと推測される。

初潮　ここで女子生徒の初潮の低年齢化についても触れておこう。1961年以来初潮年齢の動向について調査してきた大阪大学の研究グループ（日野林，1993）によると、1961年には13歳をこえていた平均初潮年齢は、1992年には12歳3.7か月であり、

表5-3　小学校の理科で習う人の体のこと
（1999年現在）

学年	内容	具体例
3年	わたしたちの体	耳の働き；目の働き；筋肉の働き
4年	人の体と運動	一日の活動；体温と脈拍；呼吸；運動による脈拍や呼吸の変化
5年	動物や人の誕生	受精；男女の体の違い
6年	動物と人の体	消化器　肺　心臓の働き　骨や筋肉の働き

世界的にみても著しく低年齢であるという。実状に則した初潮指導や性教育の必要性が指摘されているが、現状はまだ不十分である。

5. 学童期の社会的発達

幼児期には親に依存することの多かった子どもも、児童期になると親ばなれが進み、子どもの対人関係の枠組みのなかでは仲間（同輩）が占める割合が高まり、とくに、中学年以降は同性の気の合う仲間の存在が大きな意味をもつようになってくる。同時にいじめや仲間外れなどの問題も生じやすくなってくる。この年齢の子どもをギャングエイジと呼び、仲間との強い結束を通して子どもは、競争心や協力関係、責任感や義務感、チームプレイや約束・ルールを守ることなどを身につけていく。

ギャングエイジ

病弱児

この時期に病気などで活動などに制限を受けると、社会生活上のスキルを十分身につけることができにくくなる。かつて病弱であった成人男女に小・中学校期に感じた心理的困難さについて調査した岡（1985）によると、「活動の制限（皆と同じようにできない）」「対人関係の困難（友人との距離感、周囲の人の無理解など）」「自立した生活への不安」「体の劣等感」などが示されたという。「人並みに激しい運動ができなくてつまらなかった」とか「友達と遊べなかった」などとできないことを嘆くのではなく、「家で静かに本を読む生活で読書が好きになった」とか「運動ができない代わりに工作や手芸などが好きになり、いろいろ作れるようになった」などと与えられた環境のなかで前向きな見方ができるように周囲の人間が配慮することも重要である。

6. 子どもの死についての理解

死の概念

　学童期の子どもは、死についてどのようにとらえているのだろうか。死の概念は次の3つの構成要素を含んでいるといわれている。つまり、①非可逆性：死んだら生き返れない；②体の機能停止：生命の定義であるすべての機能が死によって停止する；③普遍性：生きているものは皆死ぬ、という要素である。一般に子どもはおよそ5〜7歳ごろに死の概念を身につけるといわれている。

　子どもの死の概念の理解について調べた山本（1999）によると、幼稚園児や小学校1年生では「人はみんな死ぬ」と考えていない子どもが有意に多く、3年生では「わからない」と回答する子どもが多く、5年生になると「人はみんな死ぬ」と考える子どもが多くなるとのことである。また、動物

死別経験

との死別経験があったり、テレビゲームやたまごっちの経験がある子どものほうが「死の普遍性」について高い理解を示したとのことである。また、「死の非可逆性」の理解につい

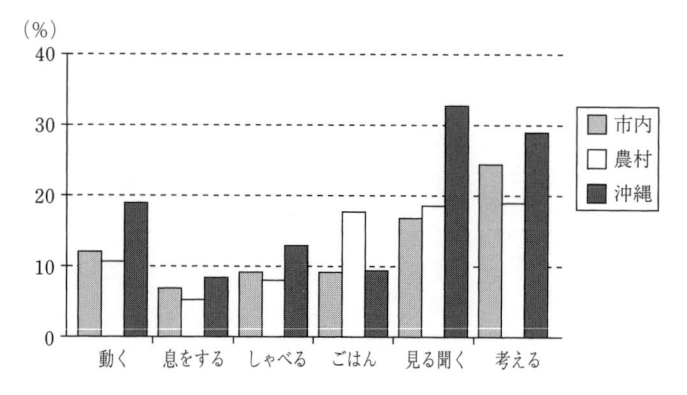

図5-3　子どもが考える「死んだ人にできること」（山本，1999による）

ては、低学年のほうが人は死んだら生き返れないと考えているのに、5年生では「わからない」との回答が増え、動物や人との死別経験がある子どもやテレビゲームの経験のある子どものほうが理解が低いこと、また「生まれかわる」という死後観が5年生で多くなることが示されている。この点については、仲村（1994）も、幼児にはみられなかった「生まれかわり思想」が、小学生になると年齢が高くなるにつれ、漸増傾向を示すと指摘している。子どもが「死んだ人」についてどのようにとらえているのかについて図5-3に示した。

子どもは大人と同じように「死」について理解しているとはいえないようである。

ターミナル・ケア
クオリティ・オブ・ライフ
死の準備教育

最近になって、ようやくわが国でも、ターミナル・ケア（終末期医療）やクオリティ・オブ・ライフ（生命の尊厳）、インフォームド・コンセント（知らせた上での同意）について話題にされるようになり、デス・エデュケーション（死の準備教育）についても語られるようになってきた。しかし、病児のクオリティ・オブ・ライフを支える状況としてはまだまだ不十分な点が多い（石黒，1993）。最近では、「いのちって何？　死ぬってどういうこと？」という死と直面した子どもの問いに応える絵本も出版されている（キューブラー・ロス、『ダギーへの手紙』1979、翻訳は1998；レオ・バスカーリア、『葉っぱのフレディーいのちの旅ー』、1982、翻訳は1998）。このような本を手がかりとしながら、病気の子ども、死と向かい合っている子どもやその家族への心のケアも忘れてはいけない重要な視点であろう。

【参考文献】
阿部茂明・野田耕・正木健雄　1995　子どものからだの異変調査〈1995年〉　子どものからだ調査'95　日本体育大学学校体育研究室

Buscarlia, L 1982 *The Fall of Freddie The Leaf*. Charles B. Slack, Inc.（みらいなな訳　葉っぱのフレディーいのちの旅　童話屋 1998）

Gellert, E. 1962 Children's conceptions of the content and functions of the human body. *Genetic Psychology Monographs*, 65, pp 291-411

日野林俊彦　1993　初潮の低年齢化の再加速現象について　日本心理学会第57回大会発表論文集　588

石黒美佐子　1993　麻意ね、死ぬのがこわいの－死を問い生をみつめた少女　立風書房

カゴメ株式会社　1996　「子どものライフスタイルと排便実態」に関する調査報告書

Kubler-Ross, E. 1979 *A Letter to a Child with Cancer*. Barbara Hongenson Agency.（アグネス・チャン訳　ダギーへの手紙　死と孤独、小児ガンに立ち向かった子どもへ　佼成出版社　1998）

くにもと肛門科　1996　小学生の便通とトイレに関する意識調査報告書

増田未緒　1998　学校のトイレ①〜④　中日新聞1998年9月21日－9月24日

仲村照子　1994　子どもの死の概念　発達心理学研究　5(1)　pp 61-71

岡　茂　1985　病弱児の性格（託摩武俊　監修　パッケージ・性格の心理　第1巻　性格の発達と形成）pp 146-155　ブレーン出版

山本久美子　1999　子どもの死の概念に影響を与える要因：死の文化　日本発達心理学会第10回大会発表論文集　p 369

6 思春期（中学生）の発達と危機管理

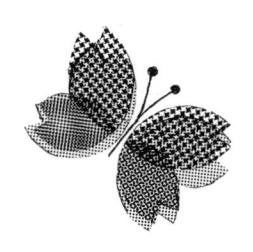

1. 思春期とは

思春期とは

　小学生も高学年になってくるとそれまでは素直に親や先生のいうことを聞いていた子どもが、次第に自己主張し、親や先生を批判するようになる。「いつまでも子ども扱いされたくない。でもまだ大人にはなれない」そんないらだちが、子どもの心に芽生え始める年代でもある。

　さてこの思春期（puberty）という用語は、元来生物学的概念であり、性的成熟による生殖能力の発現から生殖機能が成熟するまでの期間を示すとされている。

　思春期の年齢区分については、前思春期（preadolescence）として小学校高学年から含める場合もあるが、一般的には中学生の年齢を示すことが多い。

思春期の特徴
①身体的側面
　身体的にはそれまで緩やかに増加していた身長と体重が急激に変化し、いわゆる「思春期スパート」といわれる現象が

生じる。このスパートは男子よりも女子のほうが早く始まり、そのピークは男子では14歳ごろ、女子では12歳ごろとなっている（図6-1）。

性ホルモン　　また第二次性徴を発現させる性ホルモン（男子は男性ホルモン、女子は女性ホルモン）の分泌が増加し、男子では、声変わり、睾丸と陰嚢（のう）の拡大、射精などの変化が生じる。

一方、女子は、乳房隆起、骨盤の拡大、月経などの変化が生じる。こういった身体的成長には個人差が大きく、思春期は自分の容姿に対して敏感になりやすい時期でもあり、人知れず悩む場合も多い。

②知的側面

ピアジェ（Piaget, J.）によると11～12歳から14～15歳の

形式的操作　　あいだは人の最終的な思考構造である「形式的操作」による思考が完成する時期である。すなわち、それまでは具体的な

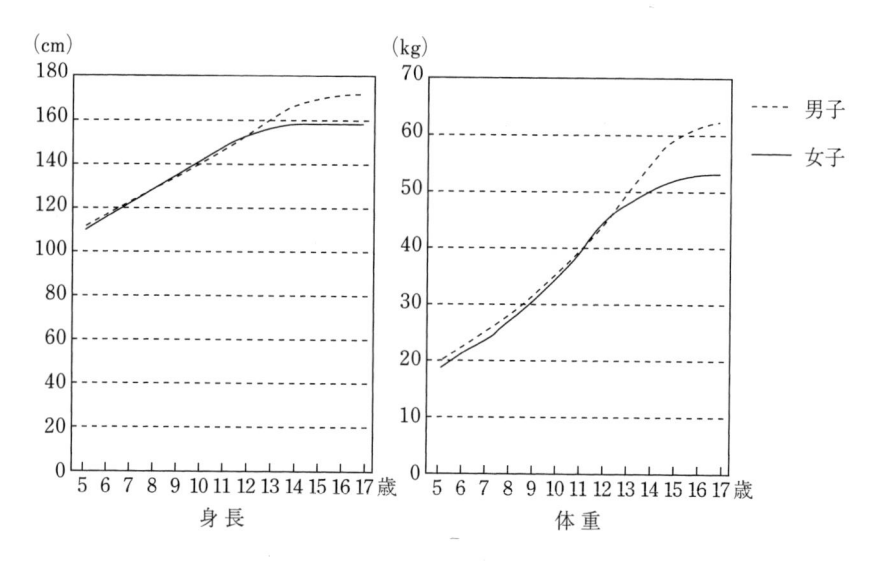

図6-1　年齢別身長・体重の発育
（文部省大臣官房調査統計企画課「学校保健統計調査」1996）

| 仮説演繹的思考 | 内容を対象とした思考構造であったのが、抽象的水準での思考が可能になり、「もし〜なら、〜である」という仮説演繹的な思考ができるようになる。

③パーソナリティ

前述した身体的変化や形式的操作による思考が可能になることに伴って、「自分とは？」という自分自身への関心が強くなる時期である。

エリクソン（Erikson, E. H.）は青年期の発達課題として「同一性対同一性拡散」をあげているが、思春期はその第一歩の時期といえる。

④家族との関係

ブロス（Blos, P.）は青年期を5つに区分し、そのなかの思春期にあたる年代を2つに区分している。すなわち前思春期（preadolescence）にあたる小学校高学年になると、男子はそれまで抑圧されていた去勢不安が再燃し、女子や母親をおそれ、同性との交流に閉じ込もろうとする。また、女子においては女性であることを否認しようとして、活動的になる時期である。続く中学校年代の初期思春期（early adolescence）に入ると、それまで両親に向けられていたリビドー（精神分析用語で、本能的なエネルギーに相当）は、同性の友人に向けられるようになる。これが両親からの離脱の第一歩となるわけである。

ブロスはその後の3期を含めて、青年期とは幼少児期において安定していた両親の依存関係を少しずつ軽減し、依存対象に別れを告げて、新たな家庭外の愛情対象を見いだす準備をしつつ、自らの道を歩み出す過程であるとしている。ブロスはこういった過程を「第二の個体化の時期」とよんでいる。

マーラー（Mahler, M.）によると3歳ごろに第一の分離個体化の時期を迎え、子どもは母親から分離し、自分を独立し

6・思春期（中学生）の発達と危機管理

前思春期が左欄、初期思春期・リビドーが中欄、第二の個体化が下欄に配置されている。

た存在として意識し、心の世界に母親像が確立するという。青年期はまさに人生において2度目の分離個体化の時期というわけである。

　さて小此木（1995）は、思春期・青年期の課題として幼児時代から抱いていた父母像を失い（内面的対象喪失）、その喪の過程（mourning work）を体験することであると述べている。やはり課題となるのは親からの自立であり、またその過程において忘れてはならないことに、親への「再接近」現象が必ず起こるということがある。すなわち自立の過程は一直線に進むのではなく、それまでの依存関係の再確認をしつつ、自立へと向かうのである。子どもの心のなかでは依存と自立のアンビバレンツが生じ、親の側では甘えてきたかと思うと、反抗的になるといった不安定さとして映ることになる。

⑤友人関係

　サリバン（Sullivan, H.）は対人関係の発達から青年期を4つに区分し、小学校高学年から中学校1、2年ごろまでをプレ青年期（preadolescence）とよび、この時期の最大の特徴は特定の同性の友人を求めることであるとしている。サリバンはこういった友人を「チャム（chum）」とよんでいる。また異性に対しても第二次性徴の発現に伴って、関心が高まる時期である。しかし、思春期においてはむしろ同性の友人関係のほうが、本人にとっては重要な意味をもっており、異性との関係を育むのはもう少し先の課題となってくる。

　以上をまとめると、思春期とは心身ともに自分自身のあり方について不安や自信のなさを抱えながら、それまでの両親との依存的関係を抜け出して大人の世界への第一歩を踏み出す時期であるといえる。自分の存在そのものも、社会的存在

という点からも、きわめて不安定な時期といえる。

現代における思春期
①大人社会への第一歩から幼児的母子分離の課題へ
牛島（1988）は、かつての思春期にみられたのは大人社会へ第一歩を踏み出すときの悪戦苦闘の物語であったのに対して、現代の思春期ではもっぱら幼児的親子関係からの母子分離の問題ばかりである、と述べている。

母子分離

思春期病理の時代ごとの特徴をみてみると、対人恐怖（1950年代）、登校拒否（1960年代）、家庭内暴力（1970年代）そして1980年代からは校内暴力やいじめへ、さらに最近では少年犯罪などの反社会的問題へと変化してきている。牛島は、この変化の背景は内的葛藤を衝動的直接的行為によって解消しようとする傾向が強くなってきたことの表れであり、人格の幼児化であるとしている。

人格の幼児化

摂食障害

また、摂食障害のように従来高校生以上に多かった心理面の病理が小学生の年齢にもしばしばみられるようになるなど、病理の低年齢化も現代の特徴である。

こういった現象の背景には、身体的成長の早熟傾向がひとつの要因として考えられる。すなわち第二次性徴の発現が低年齢化し、心理的には家族への依存関係のなかで安定している時期に、身体的には早くも大人への第一歩を踏み出し始めるという乖離(かいり)が生じることになる。子どもの不安は必然的に母子分離に向けられることになる。

②かかわることの回避

無気力

牛島は、現代の若者の無気力は対象との深いかかわりを避けようとしている、と述べている。筆者もエネルギーに乏しく、しかし表面的には周囲に合わせた「いい子」で生きているのだろうと思わせる子どもが、臨床場面にも増えてきたと

いう印象をもっている。

　かかわることの回避や無気力といった状態も、現代の思春期の特徴として考えることができよう。

2. 思春期における危機管理

思春期における危機

　ここではまず思春期の特徴にそってその危機を概観し、さらに具体的な思春期の諸問題について触れたい。

　①身体的側面

　身体面での急激な変化や第二次性徴の発現は、それまでの自分の身体イメージを大きく揺さぶるものである。思春期はそういった不安を根底にして自分自身への関心が強まり、他人の目を意識したり、どう評価されているかに過敏になったりする時期である。その結果、人前に出ることに強い緊張が生じたり、自分の体臭が気になって登校できない・外出できないといった症状を呈することになる。

　②パーソナリティ

　自分への関心が高まり「自分とは？」という問いに直面し、その結果「自分がわからなくなる」とか「自分がバラバラになってしまう」といった危機に陥ることがある。エリクソンはこれを「同一性拡散（identity diffusion）」とよんでいる。

同一性拡散

　③家族関係における危機

　思春期は両親からの自立を始める時期であるが、この過程は依存と自立の葛藤を繰り返しながら徐々に進むものである。そしてこの葛藤が「第二反抗期」となるわけである。この時期の依存の再確認が十分に満たされなかったり、自立することを躊躇(ちゅうちょ)させるようなものであったりすると、葛藤は家庭内暴力などの形で発散されることになる。

依存
自立

思春期をめぐる諸問題

不登校　　　思春期における社会的問題として、近年とくにその増加が顕著であるのは、非行と不登校である。そのなかでも中学生の不登校は1991年には約1％であったのが、1998年には2％近くになり、約50人に1人の割合と急増している。

そもそも登校拒否という現象が問題になり始めた1960年代から1970年代には、「行きたくても朝になると行けない」という神経症的登校拒否が中心であった。しかし1980年代以降になると、神経症的登校拒否だけでなく、いじめに関連した不登校や怠学による不登校など、その背景も多様化してきた。欠席していても日中抵抗なく外出したり、友人と交流したりする子どもも増加している。現在ではひとつの現象を示す用語として「不登校」という用語が用いられることが多く、背景にそった個別的対応が重要である。

非行　　　　また非行については、増加と凶悪化が社会問題となってきており、また反社会行動という点では最近、行為障害や薬物依存も問題となっている。行為障害とは過度でかつ持続する人や動物への攻撃、盗み、家出、破壊行為などで、発達障害が基礎に認められる場合も多い。

いじめ　　　さらに、不登校との関連で話題にされるいじめについても、現代のいじめは希薄な対人関係の結果、ゆがんだ自己顕示や自己防衛の手段としてコントロール不能な形で発生しているといわれている。

危機に対する援助

問題行動　　①問題行動は危機状況における SOS である

不登校、さまざまな身体症状（心因性）、非行、摂食障害や家庭内暴力など思春期の子どもが非日常的な行動や症状を示した場合は、発達上の危機を克服しようとする過程での、

周囲への SOS のサインであると考えられる。援助の第一歩はこのサインを見逃さないこと、そしてその背景にある心の問題を理解し、言葉にできない SOS を受け止めることに始まる。

②ホールディングの環境をつくること

ウィニコット（Winnicott, D. W.）は、幼児の母親は物理的侵害からの保護や幼児の感受性に対する配慮などの機能をもった環境を作り出すことを示し、これを「ホールディング（holding、抱っこ）」とよんだ。ウィニコットは精神療法においても患者に対してはホールディングの環境が重要であるとしている。

> ホールディング
> (holding)
> 抱っこ

依存から自立への過程を歩む思春期の子どもにとって、基本的な安心感を感ずることのできるホールディングの環境を提供することは、大切なことである。

③新しい対象を得ることを援助する

前節で示したように、思春期において大切な課題は「いかに家族から自立し、個としての歩みを進めるか」である。そのために必要なのは家庭の外に依存や支えの対象を見いだすことである。一般には同性の友人の場合が多いが、現代ではそういった友人を獲得できずに悩む子どもたちも多い。小此木（1995）は親に代わる代理対象を「new object（新しい対象）」とよび、治療者の役割のひとつとしている。援助者自身が場合によっては自立を支えるニューオブジェクトとなることも必要である。

> new object
> （新しい対象）

④家族とかかわる

両親からの自立を課題とする思春期の危機では家族が巻き込まれたり、振り回されたりすることが多い。しかも親は子どもの突然の変化を理解できず、おろおろするばかりである。一方子どもは自分の気持ちをわかってもらえなかったと、一

層いらだつことになる。悪循環の始まりである。子どもを受け止めると同時に家族の不安を受け止め、そして子どもの危機状況を理解し、適切な対応ができるよう援助することが大切である。

⑤発達にそった援助

心理社会的危機　子どもはたとえ危機状況にあっても、日々発達を続ける。心理社会的危機の援助はともするとしばしば長期間にわたる。また、発達に伴って子どもの悩みや不安も変化してくる。援助者は常に発達の視点をもって、そのときどきの子どもの状態にそった柔軟なかかわりが必要である。

3. 援助の実際

学校へ行けなくなったA子の事例

事例　A子　初診時13歳（中学1年生）　女児

主訴　ガスがもれて学校へ行けない

現病歴　小学校6年生の夏に初潮があり、それ以後、月経時の臭いが気になり始めた。中学校に入学後しばらくは元気に登校していたが、ある日隣の席の男子が「におう」といったのをきっかけに、授業中自分の身体からガスが出ておっているのではないかと気になるようになった。次第に授業に集中できなくなり、朝になると腹痛がひどく登校できなくなり、1年生の9月に小児科を受診した。

家族歴　両親、4歳上と2歳上の2人の兄と、A子の5人家族である。

生育歴　幼少児期は問題もなく、育てやすい子だった。第一反抗期は認められず、母親はA子よりもいつも上2人の兄の子育てに手を取られていた。小学校でもとくに問題はなく、友人に追従するタイプであった。小学校6年の初潮時は母親

も喜んだが、そのころ母親は兄の用事で毎日のように外出しており、A子は一人で留守番することが多かった。

面接の経過

Ⅰ期（中学１年生の３月まで）

　ガスについては身体的精査の結果、異常は認められなかった。しかしA子は自分がにおうことを確信しており、まずはその訴えを受容することから始めた。主治医には整腸剤を処方してもらい、身体的訴えとつき合いながら信頼関係を形成した。その結果、ガスのことだけでなく、初潮に対して強い不安を覚えたが誰にもいえなかったことや太ってきたことの不安を語るようになった。描画１（図６-２）は面接当初に描いてもらった「今の自分」である。「描けない」といって、この絵を描き「表面はピンクだけど本当は暗い、ショートケーキのいちごみたいになりたい」と述べている。

Ⅱ期（中学２年生の４月から10月まで）

　筆者に内面の不安を語れるようになってから症状は軽減し、同時に家のなかで母親に甘えるようになっていた。次第にべたべたの幼児的な甘えとなり、母親の不安も強くなったため

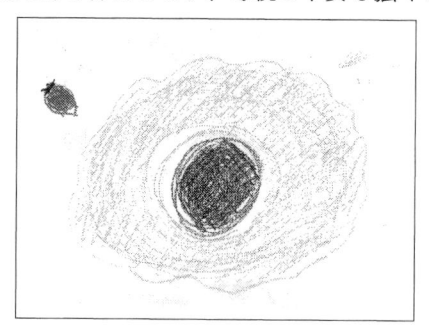

図６-２　描画１

「ふわふわして表面はピンク。みんなに合わせているけど中は暗い。時々こうなりたい（白・黄緑）と思う。本当はショートケーキの生クリームといちごみたいな自分がいい」

並行して母親面接を行い、現在のA子の状態を説明し、甘えを受け入れることができるよう支持した。A子は面接のなかで小さいころから母親は兄のことばかりで、さびしい思いをしてきたことや、自分はいつも母親のいいなりであったことへの怒りの感情を表出するようになっていった。家庭内では、こういった怒りと甘えが母親に向けられるようになっていた。描画2（図6-3）はその時期に描いた「今の自分」である。A子は「小さいときの自分でもいい？」といって、3歳のころの自分を描いた。

Ⅲ期（中学2年生の11月から高校3年生まで）

　母親との関係の整理がつき始めたころから、A子は少しずつ再登校を開始した。相変わらず「前の席の子が振り返ったのは自分のにおいのせいではないか」などの不安は続いていたが、以前のようにそれで閉じ込もることはなく「考え過ぎかもしれないけど」と語れるようになっていた。

　再登校後は、自分は友人にどう思われているか、自分の性格を知りたいなどが話題になることが多くなった。友人との

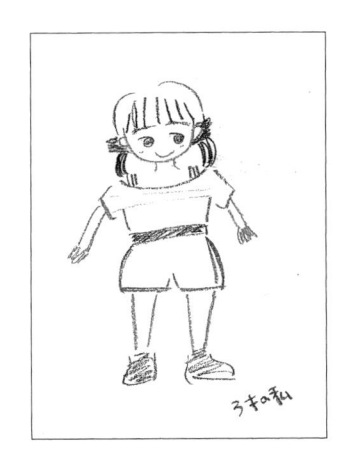

図6-3　描画2　　　　　　　図6-4　描画3

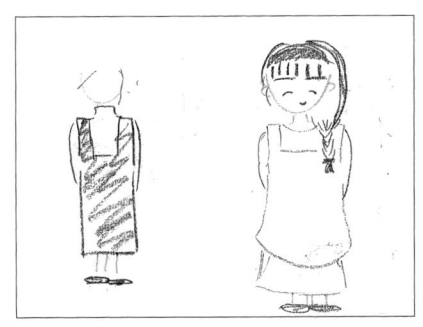

トラブルや高校受験で進路を決めるときなどに、不安が強くなり一時的に症状が悪化することもあったが、そのつど筆者との面接のなかで、現在のありのままのA子を支持することを中心に、また筆者が「お姉さん」的にA子のモデルとなるようなかかわりを進めていった。

　その結果自ら選択した高校に無事進学し、ときに不安定になりながらも1か月に1回程度の面接を続けながら、元気に高校通学している。描画3（図6-4）はそのころに描いた「今の自分」である。最初画用紙の左側に描きかけたが、「ちょっと違うな」といって右側のような自画像を描いた。

A子とのかかわりのポイント

Ⅰ期　思春期の身体的変化を迎え、その不安を誰にも相談できずにいたA子は、ささいなきっかけで「自分がにおう」という症状を呈するにいたっていた。身体症状によるSOSである。A子との信頼関係を築くために症状を受け止めることを何よりも優先させた時期である。

Ⅱ期　筆者と信頼関係のできたA子は、心のなかに抑え込んできた不安を語ると同時に、母親に対する依存といらだちの感情をぶつけ始めた。A子自身も母親もこの感情は混乱したわけのわからない感情として戸惑うものであった。A子の感情を発達上の大切な一過程として支持し、母親の理解の促進と支持も合わせて行うことが大切である。

Ⅲ期　母親との関係に整理がついたA子は、友人との関係に目を向け始めた。本格的にアイデンティティの模索を始めたといえる。友人関係や自己イメージに関するA子の悩みに、ときに現実的なアドバイスを与えたり、ニューオブジェクトとなりながら、じっくりとつきあっていくことが大切である。

　A子とのかかわりは約6年間にわたり続いた。思春期の子

発達途上　どもとかかわるときに何よりも大切なポイントは、発達途上にあるという視点をもって、その子の発達に寄り添い続けるということに尽きるであろう。

【引用文献】
小此木啓吾　1995　思春期・青年期における Mourning とその病理　思春期青年期精神医学 Vol.5(1), 85-102
牛島定信　1988　思春期の対象関係論　金剛出版

【参考文献】
菅佐和子　1990　思春期　小川捷之ほか編　臨床心理学大系3巻「ライフサイクル」　金子書房
岡堂哲雄，内山芳子，岩井郁子ほか　1988　患者ケアの臨床心理――人間発達学的アプローチ　医学書院
山内光哉編　1990　発達心理学（下）青年・成人・老人期　ナカニシヤ出版

7 青年期（高校生）の発達と危機管理

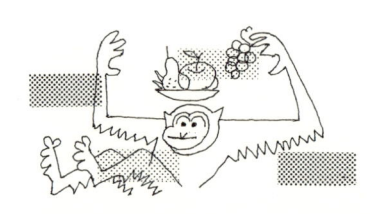

1. 青年期の発達特性

集団同一性対疎外

　ニューマン（Newman, B. M., 1997）らは、青年期（高校生）における心理社会的危機を、集団同一性対疎外であると提唱している。つまり、エリクソン（Erikson, E. H., 1973）が青年期の発達課題とした自我同一性の確立を達成する前提として、青年期（高校生）においては、集団同一性を発達させることが重要であるとしている。

青年期の発達特性
　この時期における心身の発達特性について概観してみよう。
　①身体的特性
　思春期にはじまった第二次性徴や身体的変化が、この時期にはまだ継続しているため、仲間からの評価に敏感になり、不安になったりする。
　男子の場合、体毛が濃くなる。ひげをそるという行為は、男性らしさを認めることであり、性役割と密接な関係があるとニューマンは、指摘している。

性役割

　女子の場合には、身体が女性らしく変化することを嫌悪し

てダイエットを始めたり、生理に対しても否定的感情をもつことがある。しかし、身体が女性的になることを、肯定的に受けとめるならば、女性性への同一化へと発達していく。さらに、女性でありたい願望から、化粧をするようになる。

成長の個人差　身体的成長には個人差があるが、そのことが男子と女子では異なった意味をもつ。

男子では、身体的成長が早いと青年として扱われるために、肯定的イメージをもちやすい。反対に遅いと子どもとみなされ、否定的イメージと結び付くことが多い。一般に、女子は男子よりも成長が早いために、身長が高いと目立ち、引け目に感じ、小さくみせようとしたりする。

このように、発達の個人差により男女間で扱われ方が異なるために、ストレスになることもある。第二次性徴の発達により、男女とも、不安を感じながら、性的役割の達成に向けて変化していく。

②心理的特性

この時期の思考特性としては、行為の結果を仮定して、柔軟かつ批判的、演繹的思考が可能になる。

演繹的思考

たとえば、高校入学により、さまざまな友だちとの出会いを通して、他人との考えの相違に気づくようになる。

さらにいろいろな生活場面で、高校生として、友達として、ボランティア、アルバイターなどと役割関係が多彩になる。

役割期待　その役割期待を実行する過程で成功や失敗の体験を通して、自分自身の見直しや物事に対する考え方が深まる。すなわち、問題解決への仮説を立て、推理することができるようになる。

③情動特性

情動特性は、誇りと恥、愛情と憎悪、悲観と楽観などのあいだを激しく揺れ動く不安定さが挙げられる。この激しい情動を知られたくないために、対人関係を避けて引きこもるこ

不安定な情動

とがある。また、過度の情動統制をしているのが、思春期やせ症である。反対に衝動のままに行動しているのが、非行少年たちである。

耐性　　　　この強い衝動をいかに統制するか、すなわち耐性をつけていくことが、大きな課題でもある。

仲間との結び付き

仲間との親密性　　中学生とは異なり、家を離れて友人と一緒に過ごす時間が多くなる。仲間との親密性も強まり、自分が理解されている感じが深まる。

自尊心　　仲間に入れてもらえる要因としては、容姿、成績、才能、性格、運動能力などがある。おとなしく、魅力もないときには、仲間外れになる場合もある。その結果、自尊心が傷付き、孤立化してしまう。一方で、仲間に誘われても自分が、そこに価値を見いだせない場合には、拒否することもある。

自我同一性　　さて、仲間と友人関係になると、そこにはさまざまな規範があり、自分の位置や役割を理解し遂行する。そこでの仲間との関係を通して、自我同一性を図っているのである。そこで培われた社会性は、のちのちまで役立つものとなる。

異性関係

異性との出会い　　同性関係と同様に、異性関係も重要になってくる。多くの異性との出会いから、つぎに2人だけの関係を形成する。そ性的同一化　　して、愛情、承認の体験を通して、性的同一化が促進されていく。

仲間との関係を保ちながら、一方では、異性との関係も維持するといったバランスを取ることも、上手になる。

集団同一性への働きかけ

青年期の発達課題
葛藤

　ところで、ニューマンの提唱する青年期の発達課題である集団同一性形成には、心理的、社会的葛藤を伴う。
　具体的には、仲間に参加するように、家庭、仲間、学校から強い働きかけがなされる。つまり、家庭よりも外で過ごす時間が長くなるために、親が直接指導できなくなる。そこで、親は友達関係に目を向け、そこから、子どもの動向を知ろうとする。したがって、子どもは親の反対する友人とは、隠れて交際をする。
　いったん仲間に入ると、仲間と違うことがしにくくなる。なぜなら、仲間のなかで、はやっているスタイルを取り入れることは、結束を強め、メンバーの証になるからである。
　さて、教職員も集団を組織したり、あるいは解散することに関与している。たとえば、リーダーを使って、校則を徹底させて、学校の秩序の維持をはかっている。
　このように、集団には、外部からと内部とに、さまざまな

ダイナミックス

ダイナミックスがはたらいているのである。

集団同一性対疎外

　ところで、個人の要求や価値観と一致する集団に入っている

所属感

場合には、所属感をもち、個人的欲求も満足される。すなわち、そこでのさまざまな体験から、発達課題である集団同一性の達成が成就されたことになる。しかし、個人の欲求と集団の価値観とが不一致の場合には、仲間と一緒にいたとし

不安感・孤独感

ても、かえって不安感や孤独感が強まる。仲間から拒否されないように警戒し、仲間から退いて心を閉ざしてしまう。
　ところで、発達課題が遂行されないと、青年後期（学生）まで持ち越される。その場合、自我同一性障害の危機に陥るであろう。

両価的親子関係

ゴールド（Gold, M., 1969）らは、「青年は、家庭において息子（娘）であり続け、同時に独立した大人の立場へ移行しなければならない」と、親子関係の複雑さを説明している。これまでの親子関係を維持しながら、自立もしなければならないといった両価性を指摘しているのである。

両価性

反抗的態度への取り組み

さまざまな人や社会経験から得た知識により、親の意見や価値観に対し、鋭い批判や総括がなされる。それに対し、親が自信をもってあたれば、納得して親に対し肯定的見方がなされる。そうでない場合は、いつまでも反抗をする。

反抗
内在化

しかしながら、その反抗も、親が真剣な態度で接することにより、教えを内在化して安定に向かう。

親子で話し合うことにより、親子のきずなを結び直すといった意味もある。いつでも親が逃げ腰にならずに、受けて立つ心がまえが重要である。

2. さまざまな危機管理

高校生は、まだ心理的、身体的に発達過程にある。そのため近年問題になっている「援助交際」、「薬物乱用」などがどのような影響を及ぼすのか、さらに予告サインや対策について検討を試みよう。

援助交際

「援助交際」とは、80年代には「愛人契約」を結ぶことであったのが、女子中高生が金品と引き換えに性行為を行ったり、デートをすることに変わった。本質的には、「売買春」であ

売買春

り、女性の性的自尊感情の奪取、性と生殖の健康と権利の侵害など、女性差別に結び付く。

援助交際群の特性

福富（1998）らの、女子高生を対象にした調査では、援助交際をしていた群の特性として、「流行意識、購買意欲が強い。金銭を第一に考える。女子高生であることにブランド的、特権意識をもつ。加齢に不安を感じる。興味関心が狭い。他者とのぬくもりを求め、人から誉められたい願望が強い」などが指摘されている。さらに「自己存在感のなさ、自分をかけがえのないものと思う気持ちが低い」という点が認められる。

これを防止するためには、男女平等の社会に変化することが不可欠であると提言している。

性犯罪

性の逸脱行為での補導

売春行為など、性の逸脱行為で補導された女子青少年の数は、全国では1988年から減少しているが、1994年からは増加に転じている（図7-1）。原因として、性に対する意識や社会環境の変化が挙げられる。東京都における高校生の性交経

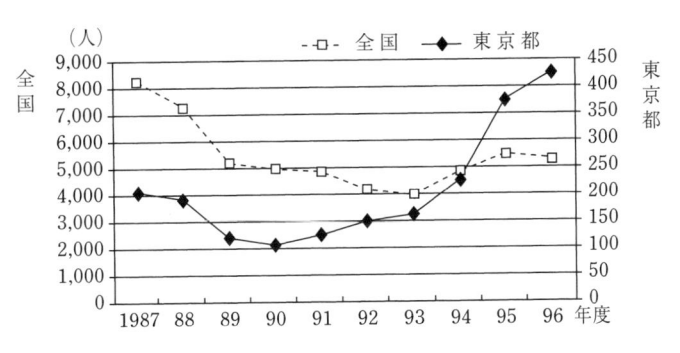

性交経験

図7-1　性の逸脱行為で補導された女子少年の状況
　　　　（青少年問題研究　1997　東京都）

全国は「1997年版犯罪白書」（法務省編）より、東京都は警視庁の資料より作成

験は、3年生では男子28.6%、女子34.0%と女子が上回っている（図7-2）。性交体験者は、家庭的問題を有し、ポルノ、アダルトビデオに接する機会が多い。麦島（1997）は、性交渉は強姦などによるため、自己否定と結び付くと報告している。

図7-2　高校生の性交経験
（青少年問題研究　1997　東京都）

「児童・生徒の性1996年調査」（東京都幼・小・中・高・心障性教育研究会）より作成
（注）数字は、各学年までの累積数字である。

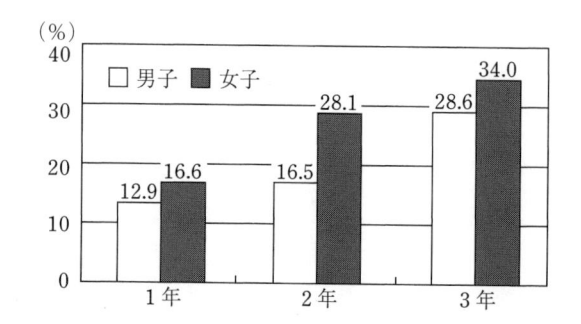

図7-3　青少年と電話
（青少年問題研究　1997　東京都）

「中学・高校生の生活と意識に関する調査」1996年度　東京都生活文化局

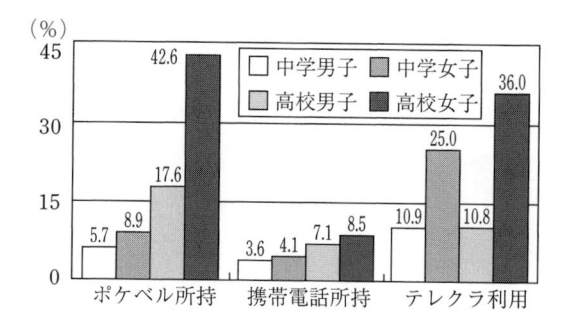

図7-4　テレホンクラブ等の店舗数
（青少年問題研究　1997　東京都）

警視庁調べ（1997年は3月末現在）

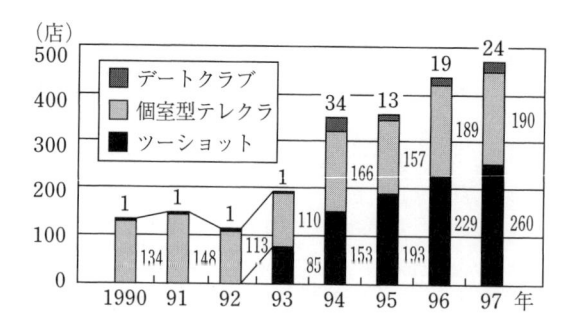

テレホンクラブ（テレクラ）

ポケベルや携帯電話が広く行きわたり、1996年時点で女子高生では、ポケベル42.6％、携帯が8.5％（図7-3）で、これと関連してテレホンクラブの利用者も増加している。ちなみに、女子中学生が25.0％、女子高生が36.0％で、理由は「好奇心」「スリル」「暇だから」となっている。なお、テレクラ店も1994年から急増している（図7-4）。

東京都における条例

このような状況に対して、たとえば東京都では、「買春等の処罰規定」「テレホンクラブ等の営業規制」「青少年の性的自己決定能力育成の施策」を条例で規定し、1997年12月から実行している。条例の特徴として、性に関する規制では、青少年の人権、人格形成、生活に密接な関連があることを考慮している。

しかし、性の商品化の問題が処罰規定という法規制によって、すべて解決はされない。そこで、性に関する判断力の育成に関する行政の役割も規定している。これは、全人格的な成長を図るために育まれるものであり、家庭、学校、地域社会と行政の連携の必要性を提唱している。

薬物乱用

薬物乱用とは、医薬品を医療目的から逸脱して使用すること、あるいは医療目的のない薬物を不正に使用することである。1995年の検挙者のなかに、中学生19名、高校生93名が含まれていたために、若年層への浸透が問題となった。ちなみに、1996年東京都における薬物乱用状況では、19歳以下の、覚醒剤乱用者が248名（7.8％）、大麻が61名（10.8％）を占める（図7-5）。動機としては、「ハイな気分になれる」「仲

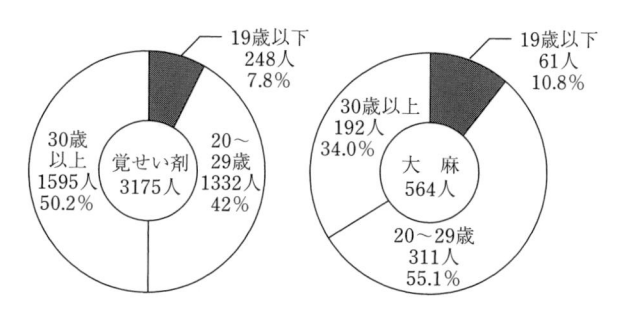

図7-5　1996年東京都における薬物乱用状況

資料提供：警視庁
　　　　　厚生省関東信越地区麻薬取締官事務所
　　　　　（東京都薬物乱用対策推進本部）

間意識から」「嫌なことが忘れられる」などである。薬物乱用は心身の成長が妨げられ、犯罪に結び付きやすい。

警告サイン　　薬物乱用の警告サインとして、次の6点をあげる。
①親、教師への過度の反抗、無断欠席。
②たばこや酒を飲む。
③食欲減退。
④服装が乱れたり、言葉が乱暴になる。
⑤金遣いがあらい。
⑥表情が明るかったり、暗かったりする。

アルコール飲酒

高校生の飲酒が増加している。理由として、自動販売機で手軽に買える、イベント時はもちろんのこと、飲む雰囲気になりやすいなどがある。鈴木が高校生を対象にした調査では、月1回以上の飲酒が、男子51.5％、女子49.7％、さらに心身に影響の出る「問題飲酒」が、高校生の17％に認められた。このなかには、喫煙者15％、シンナー経験者4％が含まれていた（1993）。飲酒頻度や量の増加傾向があるため、関係者

問題飲酒

の真剣な取り組みを警告していた。それにより、アルコールの健康教育がなされだしている。

妊娠と出産

十代の出産　　近年、「ヤンママ」と総称されるように、十代の女子の出産が、社会で容認されるように変化してきた。現実には、母親としての資質が十分でなかったり、夫の理解がなかったり、育児疲れから乳児虐待が生じたりする場合もある。あるいは、家庭生活がうまく営めず、離婚になることもある。その場合、挫折感や低い自己イメージをもちやすい。また、高校生の出産は、社会的、心理的にリスクが大きい。

3. 心理的危機のエピソード

大学生が高校時代を回想した、心理的危機と思われるエピソードを通して、発達課題との関連性を検討しよう。

目標が見つからない

毎日なにをしてよいのか、どうすればよいのかわからず、無気力な自分に腹を立て、両親に吐け口を求め、議論をふっかけた。しまいにはついに勉強をしなくなった。その結果、浪人をしたことが自分を見直すきっかけになった。高校の失敗から、何をするかで人生が決まることを知った。

〈受験を目標に頑張り、合格した。つぎの目標を探しているが見つからない。これは、自立と自我同一性のモデルの探索状況である。まず、勉学放棄といった否定的同一性を試み、挫折体験をする。そこで、自己の見直しにより肯定的同一性を図っている。〉

挫折体験

暗い高校時代

両親は仲が悪く父親は単身赴任、母親は過保護で、口をきかなくなった。学校にも馴染めず、自己嫌悪になり暗かった。

居場所　〈どこにも自分の居場所が見つからない。同一化のモデルである父親不在、母親は子ども扱いをする。自分の世界に閉じ

無気力　こもり、抑うつ的で無気力状態のようである。〉

表面は明るく軽い乗り

大学へのステップで、受験目標に塾通い。先生の前では明るく、良い子を演じていた。内心では悩んでいた。

不全感　〈受験体制のなかを、期待に添って歩み、内申書に良い評価を得るために明るく振る舞っているが、不全感が強い。〉

個性化の発揮

大学進学率の高い高校で自分だけピアスをして見つかり、丸坊主にされた。つぎに制服に小細工をして、楽しんだ。

個性の表現　〈いろいろ校則破りを、試みている。自分らしさ、個性の表現と考えられる。受験体制への反発もあったのであろう。〉

挫折体験

バイト先で上司から叱られ、落ち込み、劣等感が強くなってしまった。

自我のもろさ　〈親から注意された経験が少ないため、叱られたくらいで心が傷ついてしまう。それだけ自我がもろいのである。〉

心身症

猛勉強と対人関係のストレスから大腸過敏症になり、つぎに声が震えて、本が読めなくなった。

人の評価　〈自意識が強まるため、人の評価が気になり、緊張が高まる

といった悪循環を繰り返す。危機的サインである。〉

思春期やせ症

大学受験を目標に勉強し、体重が減少。「スレンダーな体で、頭の良い子」といった願望どおりになれ、うれしかった。その後は、病院通いで悲惨だった。

成熟拒否　〈少女でいたい願望が強い。成熟拒否で、女性性の同一化を回避している。母子関係に歪みがありそうである。〉

精神疾患　さまざまな危機的サインを検討した。なお、この時期は精神疾患も好発しやすいため、関係者はすみやかに治療に乗せることも検討する必要があるだろう。

【引用文献】

Erikson, E. H. 1959 *Identity and the Life Cycle*. International Universities Press.（小此木啓吾訳編　1973　自我同一性：アイデンティティとライフ・サイクル　誠信書房）

福富護　1998　第40回日本教育心理学会発表論文集　222-225

Gold, M. & Douvan　1969　*Adolescent Development: Readings in Research and Theory*.　Allyn and Bacon.

麦島文夫　1997　青少年と性情報の氾濫　東京都青少年協会14　4

Newman, B. M. & Newman, P. R.　1984　*Development through Life－A Psychosocial Approach*. Dorsey.（福富護訳　1997　新版生涯発達心理学　川島書店）

青少年問題研究　1997　東京都　186　2-3

青少年問題研究　1997　東京都　187　3-4

鈴木健二　1993　高校生の飲酒　朝日新聞

【参考文献】

佐藤誠・岡村一成・橋本泰子編　1998　心の健康トゥディ　啓明出版

8 青年後期（学生）の発達と危機管理

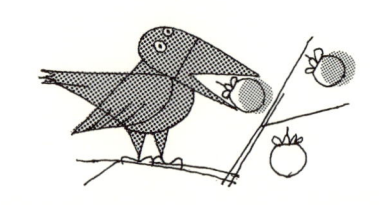

1. 青年後期の位置と課題

青年後期の位置

　青年後期とは、いつごろの時期を指すのであろうか。ここでは高校を卒業して大学・短大・高等専門学校などに進学し、それらの学校を卒業して就職するころまでを青年後期と規定しておきたい。もう少し広く定義するなら結婚するまでの時期と規定してもよい。換言すれば、社会で自立するための専門教育を受け、その成果を生かして就職・結婚するにいたるまでの、心理社会的な自立に向けての仕上げを試みる時期が青年後期である。さしずめ大人になるための「自分探し」と「見習い」の期間であるともいえよう。

　昔は、第二次性徴の発現が13〜15歳と遅かったにもかかわらず、就職や結婚をする時期は10代後半から20代前半と早かった。だから、これらの人生のイベントにはさまれる思春期・青年期の期間は相対的に短かった。しかし、現在では、初潮など大人の身体へ移行する時期が12歳前後と早くなり、他方で高学歴化に伴って就職の時期は遅くなり、結婚の時期も女性で26歳前後と晩婚化が進行している。その結果、その

自分探し
見習い

晩婚化

間にはさまれた思春期・青年期の期間が長くなっている。ことに高校卒業後の青年後期は延長され、その道筋も多様になり、複線化している。社会的に自立するまでの自分探しと見習いの期間が長くなっている。

高学歴化に関連して、大学の進学率をみてみると、1970年（昭和45年）には23.6％であったものが、1996年（平成8年）には46.2％と顕著な増加傾向を示している。看護領域でも大学の新設に伴って看護系大学への進学希望者が急速に増えているのも高学歴化の一例であろう。この高学歴志向に反して、入学してから進路選択の失敗に気づいたり、勉学に対する興味を失ったりする学生も少なくなく、いわゆる不本意入学や不本意在学の問題が生じている。その場合、青年はアイデンティティの危機に陥り、意識的にしろ無意識的にしろ、新たな自分探しをはじめることになろう。

アイデンティティの危機

青年後期の課題

高校までとは異なり、青年後期になると一人ひとりのライフコースは分かれてくる。高卒後すぐに就職する人たちとさらに進学する人たちとでは、生活スタイルが大きく変わる。しかし、どのようなライフコースをたどろうとも、ほとんどの青年に共通した発達課題・ライフタスクがある。この課題をそのときどきにおいて解決していくことが、つぎの人生の段階での「幸せ」（well-being）につながるのである。

「幸せ」（well-being）

ここでは、青年後期の課題を3つに絞って考えてみよう。第一は親子関係の再調整であり、第二は恋愛と親密性の危機であり、第三が職業生活の準備と選択である。

①親子関係の再調整と和解

思春期の開始とともに、子どもは親に対して距離をおきはじめ、親の干渉と支配に対して反発・反抗で応じる。しかし、

親子関係の再調整

心理的な分離

青年後期になると親子関係の再調整が少しずつ行われるようになる。高校を卒業すると、家庭から離れてアパートなどで一人暮らしを始める青年も少なくない。家庭を離れることによって、心理的な分離（separation）が促進される。そして、干渉されることが少なくなり、距離をおいて親をみることが可能となる。そのために、親子関係が対立から和解へと移行する傾向が生じる。またアルバイトなどの経験を介して青年は社会的・心理的な自立を遂げていく。この青年の自立の程度に呼応して、親子関係も保護－被保護の縦の関係から対等な横の関係へと移行していくはずである。

その一方で、思春期に自分の欲求や意志を表明できず、いわゆる「よい子」を演じてきた青年の場合、青年後期になって進路や異性関係などの問題を巡って親子の葛藤と反目が激化することもある。そうなると親子関係の再調整という課題の解決は、成人期まで持ち越されることになろう。

②恋愛と親密性の危機

青年にとって異性との交際は大きな関心事である。しかし、好きな異性に接近し、愛を告白し（告白を受け入れ）、交際を始めて、その関係をうまく維持することは、相当にたいへんなことである。思春期のあこがれや片思いとは異なり、特定の相手（彼または彼女）と実際に交際するのは大きなエネルギーを必要とし、いろいろと悩みも生じるであろう。青年

心身の親密さ

後期の恋愛においては、セックスに象徴される心身の親密さを女と男がいかにして分かち合うかが問題となる。セックスとはもっとも親密な対人関係のあり方である。したがって、異性関係をもてないのも、不特定多数の異性と性的関係を重ねるのも、親密な対人関係の失調状態である。

失恋

また恋愛の裏には失恋の危機がある。ときとして失恋は心に深い傷や悔恨を残す。別れてからも強い未練をもち続ける

青年もいる。恋愛に関する未解決の葛藤を残さないためにも、失恋した青年は、死別経験の場合と同様に、「モーニング・ワーク」(mourning work/grief work) という悲しみを乗り越えるための精神的な仕事をやり抜いていかねばならない。そして、新たな愛の対象を獲得することによって、あるいは新たな目標を見つけることによって、モーニング・ワークを完結させることができるのである。

③職業生活の準備と選択

もうひとつの大きな課題は職業生活（career life）のための準備と選択をすることである。大学・短大・専門学校などで、青年はいわば「見習いと修行」という試練のときを過ごさねばならない。大人の人生を支えるキャリアの基礎を心と体に打ち込んでいかねばならない。この見習いと修行の期間では、大人の責任を果たすことを、「学生さんだから」と大目にみてもらって、猶予してもらえる。この修行の時期の特質を心理・社会的な「モラトリアム」（猶予期間）とよぶ。

さて、「私とはいったい何者か」というアイデンティティの問いは、特定の職業を選択することによって答えを半分見いだすことができる。

たとえば、ナースを目指して看護の道を歩み始めたことは、ナースとしての職業的アイデンティティを形成していくことにある。人は何かをやり続けていると、それが自分自身になる。ナースとしての訓練を受け、病める人のケアを続けるうちに、本物のナースになっていく。要するに、アイデンティティとは、何かに深くコミットし、それを持続する経験から育まれていくのである。

④心理社会的アイデンティティ

青年は上述のような諸課題を意識的・無意識的に解決しながら、アイデンティティを作り上げていく。親の支配する世

界から独立し、愛する対象を獲得し、職場という居場所を探し求めることによって、心理・社会的なアイデンティティが確立していく。しかし、こうして獲得したアイデンティティも後の段階において問い直されて更新されるかもしれない。

2. 青年後期の心の危機管理

若きエリクソンの危機と混乱

エリクソン
危機（crisis）

青年後期の心の危機について考える手がかりとして、若き日のエリクソン（Erikson, E. H.）の危機について述べてみよう。ここでいう危機（crisis）とは、人生における「あれか、これか」の選択に迫られる転換点を意味している。この危機を乗り越えることがアイデンティティ確立の要件となる。

エリクソンは若いころドイツに住んでいた。彼は第一次世界大戦の最中に多感な思春期を過ごし、敗戦後の混乱した時期に高校（ギムナジュウム）を卒業した。しかし、自分が何になりたいのかわからず、相当に悩んだという。そこで当時のドイツの青年がよく試みたように、長い放浪の旅に出る。何か月も、ドイツの町や森を歩き、好きな絵を描き、自分について考えた。この放浪生活は「自分探し」の時期であった。定まった仕事につくこともなく、いろいろな役割を試みながら、自分に適合する世界を探し求めたのである。彼はこの自分探しの時期の特質を後に「モラトリアム」と呼んだ。

モラトリアム

やがて、若きエリクソンは友人の誘いに乗って、オーストリアのウィーンの街に移り住んだ。そこで、ちょうど発展期にあった「精神分析」という心理療法の学派に偶然に出会う。そして、フロイトの末娘のアンナの下で子どもの心の治療者としての訓練を受けはじめるのである。しばらくして、あるパーティーで出会った米国の女性と恋に陥り、結婚を誓いあ

った。こうしてアイデンティティを探し求める彼の旅は終わりを告げる。このとき、エリクソンは27歳になっていた。

エリクソンの若き日の生活が例示しているように、アイデンティティの模索の途上で心の危機に陥ったり、精神的に混乱したりすることは珍しくない。エリクソンはこの状態を「アイデンティティの混乱（identity confusion）」と命名した。アイデンティティの混乱を簡潔に定義するなら「本当の自分を見失い、この社会に居場所が見つからない状態」といってもよい。ひとは自分の目標を見いだし、自分の世界をつくるためには、多かれ少なかれ心の危機を乗り越えなければならない。エリクソンは青年期の心の危機を精神的な疾患や障害として認識するのでなく、発達上のつまずきという視点からまず理解しようとしたのである。つまり、変化と成長のための危機と混乱という視点を導入したのである。

アイデンティティの混乱（欄外：アイデンティティの混乱）

私たちは、アイデンティティが危機に陥って精神的に混乱するとどのような状態となるのであろうか。その一般的な特徴をエリクソンの定式を参考にして説明してみよう。

《自己選択の困難さ》

多くの場合、危機に陥ると自分でどうしてよいかわからない状態になる。AにすべきかBにすべきか葛藤し、自分にとって適切な結論を見いだせなくなる。この優柔不断さ、換言すれば、自己選択が困難になり、未来に対する時間的展望がもてなくなることがひとつの特徴である。（欄外：自己選択の困難）

《活動性の麻痺》

自分にとって適切な選択ができなくなると、「今、しなければならない」ことから逃避する傾向が生じる。大切な課題が気になりながらも、やる気を失い、何も手をつけることが

8・青年後期（学生）の発達と危機管理

できず、ただ無駄な時間を費やしてしまう。焦れば焦るほど、何も達成感は得られず、心は空回りする。この状態を活動性の麻痺（work paralysis）とよぶ。

活動性の麻痺

《自意識の過剰》

自意識過剰　　自分に自信がないので、当然のことながら自意識が過剰の状態になりやすい。つまり、他人の目を非常に気にし、自分がどう思われているかに囚われてしまう。優れた友人と比べては自己卑下し、劣等感を強める。常に、自分に自信がなく、外面的な体裁を気にし、恥をかくことを非常に恐れる。だから、自分らしさをまったく出せなくなる。逆に、不用意に裸の自分を出してしまって、あとで後悔することもあるかもしれない。

《距離の失調と孤立》

ありのままの自分を出せないこと、また、他人から拒否されやしないかという不安もあり、同性の友人や異性と親密な関係をもつのに困難をおぼえる。まるでカメレオンのように周囲に表面的に合わせることにエネルギーをつかい、深い繋がりをもつことを恐れる。要するに、他者との「心理的距離」の取り方がわからなくなるともいえよう。だから、孤立感を経験し、自分の居場所がみつからないと感じられるのである。

心理的距離

青年後期に特異な心の病理

青年後期に好発する心の病理像にも、アイデンティティの混乱が潜伏しているのが普通である。換言すれば、大人としてのアイデンティティが獲得されると、心の病理は結果的に軽快するといってもよい。つぎに青年後期に特異な心の病理の例として、ステューデント・アパシー、摂食障害、対人恐怖症の3つの問題像を取り上げ、各々について簡単に説明し

てみよう。

①ステューデント・アパシー

アパシー（apathy）とは無気力・無感動の状態を意味する言葉である。したがって、「ステューデント・アパシー」とは学生に起こる無気力症候群（apathy syndrome）である。臨床的には、無気力、目標喪失感、本業である勉学からの逃避・撤退などがみられる。そのため授業や実習に出なくなる。アイデンティティの混乱を伴った準神経症に属すタイプが多く、男子学生に顕著にあらわれる傾向がある。1970年代から学生相談において注目されるようになったが、自発的に相談にいく学生は少ない。

【事　例】

21歳のA君は授業に出席しなくなったということで、教師がカウンセラーに紹介してきた。会ってみると、優しそうな好青年であったが、抱えている問題に直面することが難しく、カウンセラーなど依存対象からの指示を待つという性格特徴が明らかになった。周囲に励まされて少し頑張っても、すぐに引きこもってしまうというパターンを繰り返した。性格的には完璧主義で、つまずくと投げやりになり、あらためて仕切り直しをしないと再出発できないという癖があった。その後、数年にわたる周囲のサポートと生活経験を積むことによって、25歳ころには精神的な強さを獲得するようになり、徐々にアパシー症候群から脱却していった。

②摂食障害

アパシーが男性に多くみられがちであるのに対し、「摂食障害」（eating disorder）は若い女性に多く出現する。

摂食障害は2つに大別することができる。一方は、食べることを極端に制限し、どんどん痩せる場合であり、他方は、気晴らし食い・ヤケ食いをして、急激に太っていく場合であ

アパシー（apathy）

ステューデント・アパシー

摂食障害

神経性無食欲症
思春期やせ症
大食症

る。これらの傾向が極端になると、前者は「神経性無食欲症（思春期やせ症）」と診断される状態に、後者は「大食症」となる。もちろん両者が交互に出現する場合も少なくない。一般の学生の場合、拒食より過食傾向で悩む人のほうが多い。

【事　例】

19歳の大学生であるBさんは「イライラして食べ過ぎて太って困る」とカウンセリングを受けに訪れた。一人暮らしをしている彼女は、下校時にお菓子を買い込んでいた。そして、学校の課題がうまく進まなかったり、実習で嫌なことがあると、無意識的にお菓子に手が伸び、なくなるまで食べ続けた。心が満たされないので、自分をいじめるように食べるのである。その結果、身長156cmに対して、体重は65kgになった。そうなると、無気力となり、学校にも行きたくなくなった。

セルフ・コントロール

カウンセリングでは、自己理解を進めながらセルフ・コントロールの仕方を一緒に考えていくことになった。

③対人恐怖症

対人恐怖

内向的な人なら、気を遣う人の前で対人恐怖的な気持ちを経験したことがあるかもしれない。たとえば、眼前の相手の思惑を気にし、強い緊張を感じたり、うまくしゃべれなくなったり、自然な態度が取れなくなったりする。そのことを相手が変に思うのではないかと不安になり、対人場面が苦痛となる。これは人間が怖いというより、人と人とが出会う場面で自信がもてず不安が強くなる現象である。この傾向が増強されると「対人恐怖症」（anthropophobia）と分類される神経症に陥る。この対人恐怖は自己主張的な欧米人には少なく、他者配慮的な日本の青年に多く発症するといわれている。

【事　例】

看護専門学校の寮で生活をしはじめた18歳のCさんは、同室の仲間とのつきあいに精神的に疲れ果てていた。本当の自

分を隠し、自分をよくみせようと演じていた。仲間と一緒にいるとひどく緊張し、目を合わせるのも苦痛となり、対人場面を回避するようになった。「理想の自分」と「現実の自分」のあいだにある大きなギャップに苦しんでいるようにもみえた。実習での患者さんとの接触を考えると不安が増大し、ついにカウンセリングを受けることにした。カウンセリングの場では、ありのままの自分が表現でき、その経験に支えられて少しずつ落ち着きを取り戻しはじめた。

3. 危機への対処

<small>危機</small>

社会的な自立を求められる青年後期には、しばしば自己の未熟さと直面させられる。親の保護から脱却し、自分が人生の主人公になり、その責任を果たしていくことは容易ではない。将来の職場や伴侶を探し、人生の選択を主体的に行わねばならないわけで、文字どおり人生の「危機（＝転換点）」に遭遇するのである。その際に、青年はどのように対応すべきであろうか。最後に、アイデンティティ形成の終盤で遭遇する危機への対処方法について考えてみよう。

仲間と理想の機能

<small>理想像（モデル）</small>

青年がアイデンティティを形成していくうえで必要なことのひとつは、自分が共感でき、精神的に傾倒できる理想像（モデル）を見いだすことではなかろうか。自分の理想像は、素敵な人に求めても、感動的な書籍に求めてもよい。だから周囲に尊敬できる先生や先輩がいるなら、その人に接近して交流の機会をもつのもよい。書籍などを通して気に入った著者の考え方に傾倒するのもひとつである。もちろん親がモデルになることもある。

とにかく青年は大人として生きる理想像を必要としているし、そのモデルとなる対象にほれ込むことができると、その理想や生き方を取り入れ、その取り入れたものを核にして、アイデンティティ形成が促進されるであろう。

似通った目的や価値を共有する仲間との交流も不可欠である。ある意味で友人や仲間と精神的に融合し、相互に影響しあう過程を介して、自分のアイデンティティが豊かになっていく。アイデンティティは個別性の感覚ではあるが、その形成にあたっては、志を同じくして相互に交流しあう仲間を必要としているのである。

自己理解と内なる声

昔から「己を知る」ことの大切さが強調されてきた。精神的健康さを獲得するためには自己理解という要件が必要となろう。自分のことはもっともよくわかるはずであるのに、他方では自分のことは客観視が難しく、案外よくわからない存在である。あらためて自分に問いかけてみよう。「私は今どんな気持ちなのか」「私は何を嫌がっているのか」「私はどのような悪いパターン（癖）に陥りやすいのか」「いつも問題からどのように逃げているのか」「私は心の底で何を求めているのか」「将来、私はどうしたいのか」と。

自己観察　自分を理解するために、しっかりと自己観察（self-watching）をして、自分の気持ちや行動を具体的に検討するのも一案である。たとえば、もし気晴らし食いがあるなら、どんなことが引き金になって、いつ・何を・どの程度、食べたかを思い出して書き出してみる。それを点検・確認しながら、**自己理解**　自己理解を深めるのである。自己観察をしてみると、意外に自分の行動に盲点があるのに気づくであろう。その気づきがセルフ・コントロールの出発点となる。

自己選択

　また、自己理解の原点として、自分は何を求め、何を目指して生活しているのかを問い掛けてみてはどうであろうか。周囲の意向や期待に翻弄されるのではなく、自分の欲求や意志を明確に把握し、その「内なる声」に従って自己選択をしていくのである。難しいことではあるが、成人期以降になって後悔しないためにも「内なる声」に耳を傾ける努力は大切な作業である。

自己開示と相談の意義

相談の意義

　最後に大切なことは、悩んだときには信頼できる人に自分の思いを本気で話すことである。しっかりと話すことで、溜まっているネガティブな感情を発散し、心を軽くすることが可能になる。一般に、大切なことほど人に相談するのは勇気がいる。でも悩みを隠して抱え込むのではなく、適切な人に打ち明けて相談したほうが早く解決する。他者に相談するのは、けっして弱さの証ではなく、強さと健康さの証である。

　この点を援助する側に立って説明すると、ナースは青年のおかれている状況に深い関心を寄せ、必要に応じて「積極的に傾聴」し、青年の立場に立って「共感的に理解」をしていこうとする姿勢が大切である。そのような姿勢に支えられて、

自己開示

青年はありのままの自己開示をすることが可能となる。人は心から自分のことが理解される機会を求めている。他者から深く理解され、受け入れられるだけで、元気になっていく青年も少なくない。カウンセリング・マインドを基礎にした心

カウンセリング・マインド

のケアは年齢を越えて必要な援助である。

　もし、悩みが深刻であったり、心の病いに苦しんでいるかもしれないと判断される場合には、専門の援助者を紹介することもひとつの方法である。専門の援助者として、臨床心理士や精神科医などの人的資源がある。紹介にあたっては、病

院や機関への受診を漠然と勧めるのではなく、適切な先生を具体的に紹介するのが最善であろう。

【参考文献】

小川捷之・斎藤久美子・鑢幹八郎編　1990　臨床心理学体系　第3巻　ライフサイクル　金子書房

鑢幹八郎・山本力・宮下一博編　1984　アイデンティティ研究の展望Ⅰ　ナカニシヤ出版

鑢幹八郎　1990　アイデンティティの心理学　講談社現代新書

9 若いおとなのライフタスクと危機管理

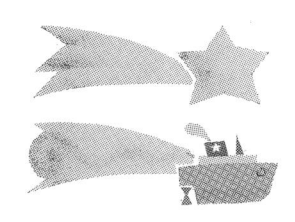

1. 若いおとなのライフタスク

若いおとなとは

若いおとなというのは、いささか耳慣れない言葉である。具体的には、学業や職業訓練を終えた22〜3歳ぐらいから30歳代のはじめぐらいまでと考えてよいであろう。マスコミなどでは「ヤングアダルトのライフスタイル」「ヤングアダルトに相応しいファッション」といったテーマで取り上げられることの多い世代である。

ヤングアダルト

「親密性」の確立

エリクソン（Erikson, E. H.）によれば、若いおとなの取り組むべきライフタスクは、「親密性」の確立であるといわれる。その前の時期である青年期の後期に、一応のアイデンティティ（自分らしさ）を確立した人間は、この時期にいたって他者とのあいだで心身ともに「親密性」（intimacy）を形成することになる。

親密性

自分のアイデンティティがしっかり確立していなければ、他者とのあいだに安定した親しい関係を築き、維持するのは

実のところきわめて難しいものである。自分自身が不安定で確信がもてない場合、人間は誰かにすがりつきたくなるものである。そのような人間関係は、一見、きわめて親密なものにみえるが、残念なことにそう長続きするものではないのが普通である。相手がアイデンティティの確立した人であれば、すがりつかれる関係に次第に疲れ果て、嫌気がさすものである。また、両方ともアイデンティティのしっかりしていない人同士の場合は、お互いに傷つけ合い苦しめ合いながらも離れることができない泥沼のような関係がえんえんと続くことにもなりかねない。斎藤（1998）は、そのような関係を「共依存」（co-dependence）とよんで警告を発している。

共依存

ともあれ、この時期の「親密性」の確立はごく一般的には配偶者との出会いという形で実現することになろう。長い人生をともに歩んでいくうえでのパートナーの選択である。

このライフタスク自体には本来は男女差はないはずであるが、社会のなかでの生き方を考えるとき、男性と女性の間でさまざまな違いが生じてくる。ここでは、男女を分けて、具体的に考えてみたい。

2. 若いおとなとしての女性の生き方

昔と今の違い

結婚

昔であれば、この時期の女性の課題は、「結婚」というひと言に集約されたであろう。女性にとって幸福な人生とは、良き配偶者を得て家庭に入り、良き妻、母として生きることと見なされていた。そのため、やりがいのある仕事に就いてそれに全力投球したい女性は、妻・母としての幸福のほうは断念せざるを得ないことが多かったのである。そのような生き方を選んだ女性にとっては、親密性の対象が他者ではなく、

仕事

仕事そのものであったといってもよいかもしれない。

現在では、「仕事か結婚か」というのは、昔ほど深刻な二者択一ではなくなっている。たいていの若い女性は、基本的には「仕事も結婚も」両方手に入れたいと願っているからである。昔とちがって「二兎を追う」ことが十分に可能になったわけである。これは、それ自体は大きな素晴らしい変化であると見なされよう。

「仕事も結婚も」

ただ「二兎を追う」ことには、それなりの苦労が伴うことも否定できない事実である。いくつかのケースを通して、そのあたりを掘り下げて考えてみよう。（ここに取り上げる事例は、数多くの実例をもとに再構成したものであり、特定の個人をそのまま描写したものではない。名前はもちろん仮名である。）

現代に生きる女性の迷いとその乗り越えかた
《結婚に踏み切れない由美子の場合》

由美子は26歳。短大を卒業後、保母として頑張ってきた。学生時代からの恋人（健吾・26歳）は、企業に勤めるサラリーマンである。そろそろ結婚しようかという話になったが、由美子の側にすんなりとは結婚に踏み切れない迷いが生じたのである。

保母の仕事は、由美子にとって昔からの憧れであり、定年まで勤め続けるつもりであった。ところが、健吾の会社は全国各地に支店をもち、健吾にもいずれは転勤の辞令が下ることになっていた。健吾は、そのときは由美子が仕事を辞めてついて来てくれると勝手に決めこんでいる。しかし、少子化の現在、新しい土地で保母として再就職するのは至難の業に思われた。今の職場は公立で、定年まで安心して働けそうである。「できれば今の職場を辞めたくない」というのが由美

転勤

定年

子の本音であった。

　しかし、その気持ちを健吾に打ち明けると、彼はてきめんに不機嫌になり「俺と仕事とどっちが大切なんだ？」と、返事のしようのないことを問い詰めてくる。困った由美子が母親に相談すると、「あなたも、いい年なのだから、黙って健吾さんについていったほうがいいわ。男の人はプライドにこだわるから、怒らせないほうが得よ。健吾さんと別れることになって、もっと良い相手とも出会えなかったらどうするの？」と言われてしまった。父親のほうは、内心、娘を手放したくないから「これからは夫に頼って生きる時代ではない。折角、やりがいのある仕事に就いているのだから、結婚は転勤のない相手を選んですればよい」と、横から口をはさんできた。

やりがい

　迷いの深まった由美子は、友人たちにも相談をもちかけてみた。同年配の友人でも、一人ひとり微妙に感じ方、考え方に差があり、それぞれが、由美子と同じような課題をかかえて揺れている様子がうかがえた。

　そんなとき、ある先輩が、由美子に１冊の本を勧めてくれた。『女はみんな女神』という題名をみたときは、およそ自分の悩みにそぐわない本かと思ったが、読んでいるうちにぐんぐん惹きこまれていった。ギリシャ・ローマ神話の有名な女神たちをモデルとして、他者との親密な関係を何よりも大切にするタイプの女性と、関係性よりも自分自身の達成のほうが生き甲斐になるタイプの女性を対比させて描いたものであった。前者の代表格が、ゼウスの嫉妬深い妻であるヘラ、娘を奪われたことを嘆き悲しむあまり大地を枯らしてしまったデーメーテルなどである。後者の代表格が、弓矢を手にさっそうと野山を駆ける狩りの女神アルテミス、ゼウスの頭から生まれた叡智の女神アテナなどである。

『女はみんな女神』

親密な関係
自己達成

この本を読んで、由美子は「自分の本質はどの女神の類型に近いのかなあ……」とあらためて考えてみるようになった。仕事も結婚も手に入れたいとやみくもに頑張るだけでなく「自分が本当に望んでいるものは？　それなしには人生が空しいと感じるものは？」と自分の心に問い直してみることにしたのである。
　健吾との結婚は、自分の気持ちを整理し、相手に通じる言葉を探してよく話し合ってから決めても遅くはない……。そう決心した由美子は、ひとつの峠を越えて、どことなくすっきりした気持ちになれたのであった。

《対人関係に悩む葉子》
　葉子は28歳。大学の理系学部を卒業後、ある研究所に勤務する研究員である。白衣を着て、朝から晩まで実験室にこもる毎日であった。几帳面な完璧主義者なので、仕事の面では上司の信頼も厚く、それなりの評価を得ていた。しかし、人間関係の面では親しい同僚もおらず、恋人はもとより気軽なボーイフレンドさえいない現状であった。食事やお茶に誘われても、たいてい彼女が尻込みして断ってしまうからである。そんな葉子は、周囲の目には「知的すぎて研究にしか興味がないらしい。プライドが高く、堅すぎて取りつく島もない」と映っていたようである。

対人関係
　しかし、葉子は葉子なりに、対人関係についてはずっと悩んできたのであった。親しい友人やボーイフレンドがほしくなかったわけではない。ただ、対人緊張が高いので、他者と向き合うと、どのように話題を盛り上げて間をもたせればよいかわからず、とても居心地が悪くなってしまうのである。とくに、思春期の頃から、異性がどんどん接近してくると必らず不安が高まり、とにかく相手から逃げたくなってしまう

対人緊張

のであった。今では、年齢が高くなっただけに、さすがに表面的な取りつくろいは上手になっている。それだけに、葉子の内心の悩みや苦しみには誰も気づいてくれなくなった。

そのため、いまさら鎧を脱ぐのも難しくなっている。たしかに、仕事は嫌いではない。実験室にこもっている時間が、もっとも自分らしい自分でいられるときではある。ただ、どういうわけか、最近になって「本当に私は、一生、研究だけをしていたいのか？　それだけで満たされるのか？」との疑問が、心の奥から湧き上がってくるのである。どこかで「それだけでは耐えられない！」と叫んでいる自分がいるのである。

父親の影響　　葉子は、自分がこういう性格になったのは父親の影響が大きいと感じている。父親は、自分が望む路線を子どもに押しつけ、子どもには子どもの気持ちがあることなど、考えようともしない人であった。長女である葉子は、そんな父親の期待を背負わされ、「一流大学を出て、立派な研究者になれ」と叱咤激励されるまま、ひたすら走り続けてきたのであった。そんな毎日に耐えかね、走るのを休んだりすると、父親は容赦なく娘を殴りつけるのが常であった。

家庭内暴力　　家庭での父親は、怒るとすぐに妻子に暴力を振るった。母親はそんな父親を恐れており、怒りのほこ先が自分に向かないようにするので精一杯だった。葉子を護ってくれるわけではない母親に対して、葉子は「親といってもやっぱりわが身がかわいいんだなァ……」と冷えびえとした気持ちを抱くようになっていったという。

忘年会シーズンのある夜、高校生だった葉子は、偶然、塾の帰りに父親の姿を街でみかけた。酔っ払った父親は、同僚らしい若い女性たちに見境なく抱きつき、「もうウンザリ！」とばかりに嫌がられていた。その情ない中年男が、他ならぬ

自分の父親であると知ったとき、葉子は大きなショックを受けたのである。葉子のもとへ男子の同級生から連絡の電話がかかってきただけで、目の色を変えて詰問し怒る父親であった。その父親の、信じられないような「もうひとつの顔」であった。

思いあまってそのことを母親に話したところ、驚くと思った母親は「あの人はいつもお酒と女で失敗するのだから……」と苦々しげにつぶやくばかりであった。それ以来、葉子は男性というものが、およそ得体の知れない、信じられないものに感じられるようになってしまったのである。

父親像　「たとえ厳しくても、それなりに尊敬できる父親であってほしかった」と葉子は痛切に感じている。自分の内部に一貫した父親像が確立していれば、それなりの男性像をもつことができよう。父親像が矛盾に満ち、嫌悪の対象でしかない自分は、どのように男性を信じ出会っていけばよいのか？　そう

母親像　かといって、母親像、女性像もそれほど好ましいものではない。女性同士の人間関係にも心を開けず、どのような女性になりたいかというイメージもはっきりしない自分は、だからこそ、人間との親密なかかわりを避けて、知的努力がきちんと評価される研究の世界に閉じ込もってきた面もあるのではないか……。

カウンセリング　そんな自分をあらためて見つめ直し、新たな一歩を踏み出すために、葉子は思い切ってカウンセリングの場を訪れてみようと決心したのである。プライバシーが守られ、日常生活とは別の枠がきちんと設定された場所で、ありのままの自分の思いを語ることから始めたい……。他者との親密なかかわりを避けたまま過ごすには人生は長すぎるのではないか。

思い切ってカウンセリングに通うようになって、葉子はほんの少しずつ変わり始めたようである。笑顔も自然にこぼれ

るようになり、洋服の色も少しずつ多彩になってきた。

《育児と仕事のあいだで揺れる亜紀》
　亜紀は29歳。8か月になる男児の母親である。高校卒業後、ブティック経営の夢をかなえるため、ファッション関係の専門学校に通った。卒業後、いくつかのファッションメーカーに勤め、25歳のとき、当時の同僚だった現在の夫と結婚。将来は自分たちのブティックを開設したいと力を合わせて突っ走ってきた。

出産　　　亜紀は、とくに子どもがほしいと思ったことはなかったが、年齢的なことも考えて、出産後はすぐに仕事に復帰する予定で、出産を決めたのであった。夫も、同じ意見であった。

失業　　　ところが、不況の折から、産休中に会社が倒産してしまい、亜紀は失業者となったのである。周囲は「失業したといっても、育児休業のようなものだ」とあまり心配してくれなかったが、亜紀にとっては、復帰の保証のある育児休業と失業とでは、心理的な安定感がまったく違ったのである。

　たしかに赤ん坊の世話には手がかかり、亜紀も頭では「今は仕事のことを考えるときではない。しっかり育児に専念するしかない」と考えていたのである。しかし、毎日、赤ん坊

育児に飽きる　の世話だけに明け暮れる生活には、まもなく飽き飽きしてしまったのも事実であった。

　「私は子どもが嫌なわけじゃない。でも、子どもだけが生き甲斐というタイプの女性ではない。子どもに全エネルギーを吸い取られ、社会の風にも当たらず過ごすのは耐えられない！」という亜紀の叫びは、夫からも実家の両親からもほとんど相手にされなかった。誰もが、母親は自分の産んだ子どもに心から没頭できるはずと信じこんでいたからである。夫も、赤ん坊をかわいがっていたが、それは夜遅く帰宅して寝

顔をのぞきこんだり、機嫌よくしているときにちょっとあやしたりといった、何の犠牲も払う必要のない「愛情」であった。夜中に赤ん坊が泣けば、夫が目を醒まさぬようあわてて抱き上げるのは、亜紀の役目であった。ゆっくり眠れない日が続くと、次第に亜紀のイライラがこうじてきて、赤ん坊に当たり散らしたくなった。そんな自分が母親として情なく、許せないと思う。しかし、「一体誰のせいだ？」と問い返すと、その怒りは、遠慮会釈なく泣きわめく赤ん坊に向かざるを得ないのであった。

保健婦の家庭訪問　　思いあまった亜紀は、保健所に相談の電話をかけ、保健婦さんに家庭訪問をしてもらうことにした。ベテランの保健婦さんは、ゆったりと落ち着いた雰囲気で、亜紀の話に耳を傾けてくれた。亜紀のことを「悪い母親」といった非難の目でみないだけでもホッとする思いであった。

「そういうふうに感じるのは、決してあなただけではなくて、同じような悩みをもつ母親はたくさんいますよ。自分の子どもだとはいえ、赤ん坊はとても手のかかるもの。かわいいという気持ちだって最初から湧いて出るとはかぎりません。一生懸命にかかわっていくうちに、少しずつ母親らしい心が育っていくものです。

達成路線　　現代の女性は、それまで学業や仕事で、男性と同じ"達成路線"を走り続けてきた人が大半です。ところが子育てはそれとは一味違ったものなので、戸惑いも大きいのでしょうね。その上、子育て以外にもいろいろ生き甲斐になるものがあるので、かえって落ち着かないのかもしれません。とくに、仕事に復帰できるかどうか不安だと、

あせり　　あせりも出るでしょうね。気持ちはよくわかりますよ。

でもね、これは私の長い経験からいえることですが、赤ん坊としっかりかかわり、交流を心から楽しめた人は、人間と

して器が大きくなるというか、その後の仕事ぶりや対人関係のあり方が、以前よりずっと豊かになるような気がするのですよ」

　その話を聞いているうちに、亜紀は、「なるほど、そういえば……」と思い当たるところがあった。以前は、面倒なことが嫌いで、白黒をはっきりつけてしまう性格であった。負けず嫌いな上に、他者の気持ちを汲んだり、相手に合わせて気長に待つことが苦手であった。そのためにトラブルが生じると、たいていは強気で押し通してきたのである。

　しかし、赤ん坊相手には、そういった姿勢は通用しなかった。泣きわめく赤ん坊に「勝つ」すべなどなかった。どうしようもない状況をそのまま受け容れ、相手に合わせて待つしかないのである。最近、それができるだけの忍耐力や包容力が少しずつ育ってきたと感じるのは、あながちウヌボレだけではないであろう。

忍耐力
包容力

　「今の私の状態は、決してマイナスばかりではなく、別の形で自分を耕しているのかもしれない」と思えるようになって、亜紀はずいぶん気持ちのゆとりが出た。今では、子どもとともに公園で過ごす時間を心から楽しんでいる。夫にも、不満をぶつけるだけではなく、子育ての楽しさを分かち合うような形で育児への参加をうながせるようになってきた。このような日々が、いずれ仕事に復帰したとき、目にはみえない貴重な「資源」となることを信じながら。

3．若いおとなとしての男性の生き方

昔と今の違い

　わが国においては、ある時期からずっと「男は外で仕事をしてお金を稼ぎ、女は家のなかで家事・育児に専念する」と

性役割分業

いう分業が当たり前のこととされてきた。もちろん、これは、主として都市におけるサラリーマン家庭の場合のことではあるが。

　ともあれ、男性は仕事をしてお金を稼ぎ、家族を養うものと見なされてきたので、女性のように「仕事か結婚か」の岐路に立たされることはなかった。

専業主婦である母親

　専業主婦である母親に大切に育てられた男の子は、自分も父親と同じように外で仕事をしてさえいれば、身のまわりの世話を含めて家事・育児のすべてを妻がやってくれるものと思いこんだまま社会人になっていく。家に帰れば、「メシ、フロ、ネル」とさえいっていれば事がスムーズに運び、まがりなりにも妻子から敬意を表されると信じてきた。自分の両親や祖父母がそうであったからである。

仕事・家庭両立世代

　ところが、自分のパートナーとなる女性は、すでに「仕事も家庭も」と望んでいる世代である。家族のために「飯のタネ」を稼いでやっていると威張ってみても、妻も外に出て「飯のタネ」を稼ぐことの可能な時代には、昔ほどの絶対的な重みをもつ言葉にはなり得ないのである。家族は黙って自分の後について走っていると思い込んでいても、ふと振り返ってみれば、誰も後についておらず、それぞれがバラバラな方向へ進もうとしていることさえめずらしくないのである。

男性の新しい課題

　現在では、夫や父親である男性は、黙って先頭を走っていればよいのではない。常に、家族というチームの一人ひとりのメンバーの気持ちを配慮し、コミュニケーションを保ちつつ走り続けなければならないのである。これは、そういう親世代をみて育っていない男性にとっては、思いのほか大変なことのようである。先頭に立って走り続けること自体も、昨今の経済状況のもとでは並み大抵の苦労ではないのに、家族の気持ちを汲みつつ交流をこまやかにするという課題が与え

られたわけである。女性だけでなく、男性も新しい課題に直面しつつ自分の生き方を考えなければならないのが、この年代であるといえよう。

現代社会に生きる男性の迷いとその乗り越えかた

幸福な家庭像のずれ

前述の由美子の恋人である健吾の場合を取り上げてみよう。健吾は、由美子と結婚して幸福な家庭を築きたいと望んでいる。しかし、そのために由美子が今の仕事を諦めることのダメージについては思いがいたっていないようである。彼は、由美子が外で働くこと自体を否定しているわけではない。由美子が望むなら「家事・育児にさしつかえない範囲で働けばよい」と思っている。一方、自分の仕事は、家事・育児に左右されるようなものではなく、絶対的に優先されるべきものだと信じて疑わない健吾であった。

健吾は、専業主婦の母親に大切に育てられたので、女性というものは献身的に夫や子どもに尽くしてくれるものと思い込んでいるようであった。妻が家庭以外に人生の目標をもつことは、どこか「愛情の薄い、ドライで味気ない関係」になってしまいそうで嫌なのである。由美子の態度は、健吾にとっては心外なものであった。話し合いを重ねた末、ふたりは、共働きをしている先輩の明（30歳）を訪ねて相談にのってもらうことにした。

共働き

明は、おだやかで物静かな男性である。妻は専門職に就いて活躍しており、収入も明より多いという。家事は分担、子どもは作らない方針とのことであった。

「僕は、会社の仕事だけが人生だとは思えないんだ。自由な時間に、自分の趣味を通して人生を深く味わいたい。僕ひとりの収入で家計を支えるのは重たいから、妻にはずっと仕事を続けてもらいたい。妻とは、お互いに自由を尊重し、経済

対等なパートナー

的にも心理的にも対等なパートナーでいたいんだ。ベッタリと依りかかられるのは嫌だな。僕は、仕事や家庭に束縛されてしまうのが苦手なんだと思う。すこし風の通る空間をあけておきたいと思うんだ。僕にとっていちばん大切なのは、自分に心地よいライフスタイルを貫くことなんだよ」

淡々と語る明の言葉に耳を傾けながら、由美子はいささか複雑な思いであった。「対等なパートナー」という言葉は、魅力的であり納得できる。しかし、「心地よいライフスタイルを貫く」ことをもっとも大切にするこの人が、もし自分の夫であったとしたら、自分は本当に心が満たされるのだろうか……。この人は、他者との親密性に伴う重さを回避しているのではないだろうか。由美子は、壁に飾られた明夫妻のツーショットの写真をそっと見上げて小首をかしげたのである。

心地よいライフスタイル

一方、健吾にとっては、別の意味で「対等のパートナー」という言葉はよい刺激になったようである。妻は、かつての母親のような「献身的な支え手」ではないということを、おぼろげながら覚悟しはじめたのかもしれない。由美子の仕事のことも、あらためてよく話し合ってみようと決心した健吾であった。

昔とはライフスタイルも価値観も大きく変化しつつある現代社会において、他者との「親密性」を確立するのは、それほど容易なことではない。それぞれが試行錯誤を重ねながら、他者とのかかわりを生きる自分に磨きをかけるのがこの時期の課題といえそうである。

他者とのかかわりを生きる

【引用・参考文献】

Bolen, J. S. 1984 *Goddesses in Every Woman: A New Psychology of Women*. Harper Colophen Books.（村本詔司・村本邦子訳 1991 女はみんな女神 新水社）

Erikson, E. H.　1959　*Identity and the Life Cycle*. International University Press.（小此木啓吾訳編　1973　自我同一性　誠信書房）

Erikson, E. H.　1968　*Identity; Youth and Crisis*. Norton.（岩瀬庸理訳　1973　主体性－青年と危機　金沢文庫）

小川捷之・斎藤久美子・鑪幹八郎編　1990　臨床心理学体系3　ライフサイクル　金子書房

岡本祐子・松下美知子編　1994　女性のためのライフサイクル心理学　福村出版

小此木啓吾　1979　モラトリアム人間の時代　中央公論社

斎藤学　1998　アダルト・チルドレンと家族　学陽文庫

鑪幹八郎　1990　アイデンティティの心理学　講談社現代新書

10 壮年期のライフタスクと危機管理

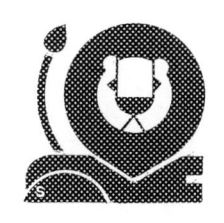

1. 壮年期の特徴

壮年期とは

わが国では、これまで安定した終身雇用が一般的で離婚率も低かった。こうした時代には、多くの人にとって、成人前期の時点で老年期までのライフコースを思い描くことが、比較的容易であった。社会的背景が変化してきた現在では、壮年期をどのように生きるかということに、以前より多くの関心が寄せられてきているように思われる。

壮年期への関心

壮年期を何歳くらいとするかについては、さまざまな考えがある。また、成人の発達段階には個人差が大きいので、壮年期を厳密に年齢区分することにはあまり意味があるとも思われない。が、ひとまずここでは、壮年期をおおむね40歳代後半から50歳代とみなすことにしておきたい。

壮年期の心理・社会的特徴

老化

壮年期は、11章で述べる老化の影響が、次第に顕在化してくる時期と考えられる。身体面では、中年太り、成人病、老眼などが気になったり、持久力や反応速度など運動能力の低

初老期うつ病　下が自覚される。心理的には、物の名称や人の名前がすぐに思い出せない、物覚えが悪くなったというように、記憶機能の衰えが意識されはじめることも多い。また、初老期うつ病

表10-1　中年期の心理的変化の特徴（岡本，1985）

	内容	反応例	人数	％
否定的変化	1.身体感覚の変化（体力の衰え・体調の変化）	・体力に限界を感じるようになった。 ・運動をしたあとの疲労回復が遅くなった。 ・血圧が高くなって、気分的にもイライラすることが多い。 ・健康に対する関心が増した。	22	100.0
	2.時間的展望のせばまりと逆転	・何かをやり始めるにはもう遅すぎると常に感じる。 ・残り時間が少ないという限界感は徐々に深まっている。 ・近親者や友人の死によって、自分があとどれだけ生きられるかを考えるようになった。	15	68.2
	3.生産性における限界感の認識	・以前のように仕事がはかどらないし、自分はこのへんまででしかできないのかという気になった。 ・若いころの理想はうすれて、現実的、消極的になってきた。考えることも、仕事も、すべて、それにあわせている。もうどうにもならないというあせりを感じる。 ・40になってもう自分の人生は終わったという気になった。もう、このままでいいやという感じ。	14	63.6
	4.老いと死への不安	・40をすぎると、死はぐっと自分に近づいてくる。40をすぎて自分の死もやはりさけることができないのだと感じるようになった。 ・いつ死んでもよいように身辺整理をするようになった。 ・閉経によって、老いてゆくさびしさや老化した感じがぐんと強まった。	12	54.5
肯定的変化	5.自己確立感・安定感の増大	・これまでは学ぶ時期だったが、40代になってようやく教えることができると感じるようになった。 ・私に対する会社での評価は、ベテランということになってきた。 ・自分は自分でしかない。まわりの条件によって自分が動かされない。 ・40歳ごろから、自分らしさや個性がでてきた感じがする。 ・40をすぎて、過去の自分の生いたちから、独立した気がする。	14	63.6
	6.再生同一性の確立	・「まだ会社の経営は安定しているとはいえないが、自分としては、今までよりもはるかに納得できる生き方をしている」	3	13.7

といわれる抑うつ状態もしばしば問題になることがある。

人生経験の蓄積 　一方、人生経験の蓄積によって培われた判断力や理解力、社会的能力は高まり、それを発揮する機会も多くなる。社会的には、子育てとその終了、責任のある地位への移行、引退の準備などを迎える時期ともいえよう。

　岡本（1985）は、中年期の心理的変化の特徴を表10-1のようにまとめている。身体感覚の変化に加えて、時間的展望のせばまりと逆転、生産性における限界感の認識、老いと死への不安が否定的変化として示されている。これに対して、自己確立感・安定感の増大や再生同一性の確立という、肯定的変化もみられる。すなわち壮年期は、心身の衰えが自覚される一方で、社会的な地位が上昇したり、まとめ役としての役割が求められたり、生産・創造活動が活発に行われ、円熟**円熟** に向かう兆しが現れる時期とも考えられる。思春期は疾風怒濤の時期などといわれることがあるが、これに対して壮年期**寄せる波と返す波** は、寄せる波と返す波が大きくぶつかり合う時期にたとえられるかもしれない。

2. 壮年期の発達課題と危機

心理・社会的課題と危機

　エリクソン（Erikson, E. H.）の人間の発達段階に関する作業仮説に従うと、壮年期は「生殖性」と「停滞」の対立す**「生殖性」対「停滞」** る時期と位置づけられる。ここでいう生殖性とは、もとより子どもを産み育てるという単なる生殖のみを意味するものではない。エリクソン（1977）は「生殖性対停滞という心理社会的危機は、次世代の生活条件の改善を心がけるべく、成人に課せられた圧力であると考えることもできよう」としている。この考えに基づいてニューマンら（1988）は、次のよう

生殖性	に述べている。「生殖性とは、社会の存続にとって重要な能力である。ある時点で、その社会の成員は、若者の生活を改善させるために自分の資質、技能、創造性を貢献させなければならないという義務感を感じるようになる。こうした動機は、人間の生活に限界があるという必然性を認識したときに、ある程度生じてくる。人間は、物事の成り行きを方向づけるように永遠に生存しつづけるわけにはいかない。それゆえ、
社会への貢献	自分の死後も持続していく社会への貢献を、個人的にも公的にもしていかなければならない」。

　こうした貢献には、人類史上に顕著な足跡を残すようなものもあるが、通常は、家庭の経営や職業の管理といった日常のなかの目立たない活動を通して行われるものである。

停滞感　　　　一方、停滞感についてニューマンら（1988）は「生殖性と対照的に、成人中期の諸欲求にこたえられないことによって、停滞が生じる。停滞とは、心理的な成長が欠けていることを意味」し、停滞に身を置く人々は、生殖性の本質としての続く世代を「世話」する活力が乏しく、自己の個人的欲求の充足だけにエネルギーを費やしがちだ、としている。そして、富や物質的所有のみにエネルギーを費やす人、達成感の乏し

燃えつき症候群　い人、いわゆる「燃えつき症候群」の人のなかに停滞を見いだしている。いかにして停滞に陥らず生殖感を獲得するかということは、壮年期の危機管理とライフタスクを考える上で重要点といえよう。

壮年期の発達課題

　エリクソンの理論は、きわめて示唆に富むものではあるが、壮年期の危機管理を考えるためには抽象的である。そこでここでは、壮年期の発達課題を具体的にみてゆくことにしたい。
　ハヴィガースト（1997）は、およそ30歳から60歳にかけて

中年期の発達課題

の中年期の発達課題として、以下の7つをあげている。

①十代の子どもが責任を果たせる幸せな大人になるように援助する。
②大人の社会的な責任、市民としての責任を果たす。
③職業生活での満足のいく地歩を築き、それを維持する。
④大人の余暇活動をつくりあげる。
⑤自分をひとりの人間としての配偶者に関係づける。
⑥中年期の生理学的変化の受容とそれへの適応。
⑦老いてゆく親への適応。

一方、ニューマンら（1988）は、成人中期（35～60歳）の発達課題として、以下の3つをあげている。

①家庭の経営
②育児
③職業の管理

これらの発達課題を参考にして、ここでは壮年期のライフタスクとして、家庭・家族に関すること、職業・仕事に関すること、身体的変化に関することを中心に述べる。（註：「家庭」と「家族」、「職業」と「仕事」という言葉は、それぞれ異なった意味をもつが、ここでは引用文献の記述に従って両方を用いた）。

3. 家族とのかかわりの変化

家族・家庭のライフサイクル

家庭のライフサイクル

家族は、時間とともに変化するものである。表10-2は、ハヴィガースト（1997）が家庭のライフサイクルの段階をまとめたものである。この表で壮年期は、ⅢからⅤの段階にわたっている。親が壮年の時期に、子どもは青年期から自分自身の家庭を作るという段階にある。一方、壮年期の人々の親

表10-2　家庭のライフサイクルの段階
　　　　（ハヴィガースト，1997の図を一部改変）

	年齢	構成	影響しあう他の段階
Ⅰ.	20～25	子どものいない夫婦	Ⅳ, Ⅴ
Ⅱ.	30	12歳までの子どもがいる家庭	Ⅳ, Ⅴ
Ⅲ.	40	青年期の子どもがいる家庭	Ⅴ, Ⅳ
Ⅳ.	50	子どもが自分の家庭をつくりつつある家庭	Ⅰ, Ⅱ, Ⅵ
Ⅴ.	60	子どもが大人になり孫ができようとしている家庭	Ⅰ, Ⅱ, Ⅲ, Ⅵ
Ⅵ.	70	老いた夫婦もしくは寡婦の家庭	Ⅲ, Ⅳ, Ⅴ

は、老年期を迎えている。

　表10-2の影響しあう他の段階の欄からも明らかなように、家族には通常、年齢の異なる成員が含まれており、各成員はそれぞれの発達段階の課題や危機を抱えている。しかも成員が相互に強い影響を及ぼし合っていることを前提として、以下の関係を考えてみたい。

子どもとの関係

　壮年期の親は、青年期の子どもに対して見習うべき規範を提供しなくてはならない。また、成人に達した子どもに対しては、子どもが独立し自分自身の家庭をもつことを援助する役割がある（ハヴィガースト，1997）。

　しかしこの際、壮年期の親が停滞の状態にあると、自己の欲求成就のみにエネルギーが奪われ、子どもに対して適切な「世話」ができない。ここでいう「世話」は、子どもに手をかけるというような意味だけではない。たとえば、自分には達成できなかった目標や欲求を子どもに投影して過剰な期待をかける親、無意識のうちに子どもを抱え込み自立を妨げて

子どもの「世話」

いる母親、子どもが相談したい場合にも、仕事で業績をあげることにしか目が向かない父親などは、「世話」ができていない典型例といえよう。

また、壮年期の親は、子どもが成人として発達し、独立してゆくのを妨げないように配慮することも不可欠である。すなわち、子どもが思春期になったころから、親子という縦の関係だけでなく、適切な距離を保った成人と成人としての関係を築いてゆくことも重要である（近藤，1993）。

成人と成人の関係

壮年期の親が、これらの課題を適切に乗り越えるためには、停滞感におちいらず生殖感をいかにして獲得するかという、親自身の発達課題への対応とともに、子どもの発達課題と危機も理解しておくことが必要ではなかろうか。

配偶者との関係

最近、熟年離婚という言葉を耳にするようになった。壮年期は、子どもが独立し、新婚時と同様の夫婦だけの家庭生活が再開される時期でもある。しばしば、空の巣といわれるこの状態は、必ずしも否定的な体験とはいえない（ニューマンら，1988）が、ある種の人々にとっては夫婦の危機ともなり得る。

空の巣

夫婦の危機

少なくとも、子どもが家を離れる時期には、何らかの役割の変化が生じるであろう。子育てにすべてのエネルギーを振り向けていた母親は、そのエネルギーをどこへ再方向づけるのであろうか。仕事中心の生活を続けてきた父親は、子どもという緩衝帯なしに、配偶者と再び直接向き合うことができるであろうか。

こうした課題にうまく対処できない場合には、子どもを育てている間にはあまり問題視されることのなかった夫婦間の溝が顕在化することにもなりかねない。

壮年の夫婦が、お互いの真意を理解し合うということは重要なことといえよう。この際、自分自身と同様に、配偶者もまた壮年期の発達課題と危機に遭遇しているという認識が不可欠であろう。

老いた親との関係

壮年期の人々の両親は、老年期を迎えている。わが国の8割以上の高齢者は、自立した生活を送るのに十分な健康状態を保っているといわれるが、心身が虚弱になったり、経済的基盤が乏しくなった老親に対しては、子どもたちに対するのとは異なった意味で世話が必要となることも事実である。

老いた親　　老いた親に対する壮年期の人々は、自分自身の仕事や子どもとの関係に重い責任を負いながら、両親に対する義務を果たさなければならないという困難な状況におかれているともいえる（ニューマンら，1988）。痴呆や、身体が不自由となっ
親の介護　た親を介護することは、相当な負担である。しかし、一面では、こうした壮年期の人々の老親へのかかわりは、自分たちが老いた際の老親への対応のモデルを提供するという意味
老親への対応　をもつ。また、老親の老化や死は、壮年期の人々の老化に対する意識を喚起することにもなる。

あるベテラン看護婦が自分の経験をもとに、「人を介護した経験のある人のほうが、介護が必要になったとき介護しやすい人になることが多い」と話すのを耳にしたことがある。この言葉は老親を介護する人々にとって示唆に富むものではなかろうか。

4. 職業への取り組み方の変化

職業・仕事に関連するストレス

職場において、ストレスをもたらす状況には、騒音や振動のような物理的労働条件、夜間勤務や新技術への対応の必要性といった仕事上の負荷、役割不明や責任のような組織における問題、昇進などの職業的地位、組織における人間関係、企業の風土などさまざまな要因が考えられる（佐藤ら，1991）。

昇進　これらのなかでも昇進は、壮年期において比較的共通性の高い課題の一つといえよう。より上位ポストになるにつれて、昇進の道は一段と厳しくなる。周囲と比較して昇進が遅れているといった状況は、大きなストレスをもたらす状況であることはいうまでもない。こうした状況は、「自分のアイデンティティの危機につながるものであり、多くの人は自分の人生行路がこのままでいいのかどうかに疑問や迷いを感じ、もう一度自分を見つめ直し、より広い、長期的視点から本当に自分にあった悔いのない進路や生き方を見極めようとする」（田崎ら，1995）といった心境をもたらす。しかしこうした

キャリア再設計　キャリア再設計は容易ではなく、ストレスが続くことは多い。

一方、昇進後の責任の増大に見合うだけの職務上の能力が身についていない場合には、昇進がストレスをもたらし、

昇進うつ病　「昇進うつ病」を発症することにもなりかねない。また、中間管理職者は、上司からの要求と部下からの突き上げといった立場に陥ることも少なくない。部下に対する管理能力が乏しい場合には、こうした状況も大きなストレス源となる。

自分の職業生活を見直したり、昇進や人間関係に関連するストレスに対処するためには、十分なキャリア再開発が必要である。しかし、壮年期の管理職者は、むしろ従業員の能力

| 能力開発の指導 | 開発を指導する立場であり、ともすれば本人に対する職場内指導は不足しがちである（田崎ら，1995）。
　コンピュータなどの新技術への対応を身につけることなども含めて、壮年期の人々が職場内で多様な能力開発の機会を与えられることは、今後一層必要になることといえよう。

退職準備プログラム

| 中期〜後期キャリア期 | 　労働という観点から、年齢とともにどのような変化が生じるかを、図10-1に示した。壮年期は、中期から後期キャリア期にあたる。上述したように、前半では、キャリア再開発が重要な課題であるが、後半には、退職の準備が課題となる。定年退職に関しては11章にゆずるが、ここでは、退職準備プログラムについて簡単に紹介する。

| 早期退職 | 　早期退職に価値をおく人々の多いといわれる欧米では、1960年ごろから退職準備プログラムが導入されている。退職準備プログラムは、引退後の仕事のない人生設計プログラム

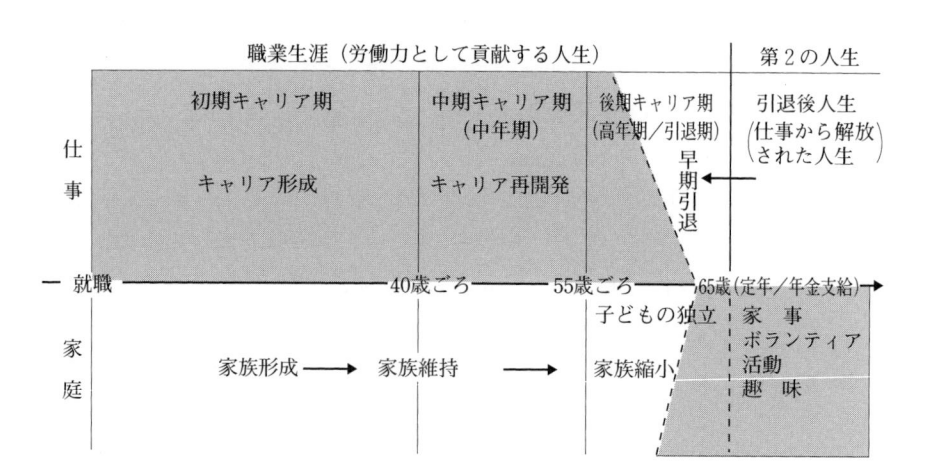

図10-1　職業生涯における中年期と高年期

で、おもな内容は①経済計画、②健康管理、③活動計画から成り立っている。1980年ごろからは、経済面よりも、充実感をともなう活動計画に力点が置かれるようになり、こうした考えのなかでは、退職者に期待される社会的役割を考えたり、社会に役立つ活動への参加を通して、自己実現に結びつく活動の継続や活発化が提唱されている（田崎ら，1995）。

引退への準備　わが国では、退職準備プログラムなどが十分に活用されているとはいえないが、壮年期には、現実の責任のある仕事にエネルギーを振り向けるとともに、必然的過程として到来する引退への準備も不可欠であろう。より充実した老年期を送るため、あるいは、老年期の課題と危機に対応するためにも、壮年期に引退後の生活を考え計画を立てておくことは有意義といえよう。

5. 身体的変化への適応

壮年期の後半は、初老期、あるいは退行期などと呼ばれる。身体的にみると、老化に伴うさまざまな変化が顕在化しはじめる時期であり、それに適応することは重大な課題の一つとも考えられる。ここでは、女性の更年期と閉経に関することと、老化兆候への適応について述べる。

更年期と閉経

更年期　一般に、閉経の前後数年間を更年期という。更年期は、重い症状をともなう場合もあるが、目立った症状の有無にかかわらず、女性なら誰でも過ごす一時期と考えられる。閉経は、老化により1年以上月経のない状態が継続することであり、通常は50歳前後にみられる。閉経の年齢には個人差も大きいが、45歳から55歳くらいの間が多いといわれている（井口

ら，1997)。

いわゆる更年期症としては、身体的に、月経の異常、血管運動神経症状としてののぼせ、異常発汗、動悸、めまいなどがみられる。また、精神神経症状には、頭重感、不眠、不安、ゆううつ、焦り、物忘れなどがある（井口ら，1997）。

更年期の心身の症状は一過性のことが多く、この時期を過ぎると健康度は回復するといわれている。更年期の症状には個人差が大きく、ほとんど何事もなくこの時期を通り過ぎる人もいる一方、日常生活に困難なほどの重い症状を示す人もいる。更年期や閉経は、必ずしもすべての壮年女性にとって否定的体験や危機となるわけではない。しかし、多くの女性にとって、発達上の節目となることは明らかである。

発達上の節目

更年期の諸症状への対処として、スポーツを行ったり、栄養のバランスのとれた食事に注意するといったことがあげられる。また、不足するホルモンを補う治療が行われる場合もある（井口ら，1997）。しかし、更年期の諸症状には必ずしも生理学的な要因のみが関与しているものとはいえず、社会や文化などの環境や本人の性格などによる影響も少なくないといわれる。

症状のつらさへの理解

更年期の症状が重症の場合に、夫をはじめとする男性はもとより、更年期症状を経験しなかった同性からも、そのつらさが理解されないことがあり得る。更年期という人生の節目にある人々の心身の状態に理解を深めることが、重い症状で苦しむ人にとって有効な支援となるといえよう。

今日では、更年期を老年期への準備段階として、人生を見直す契機と考える立場もみられるようになってきている。このように、更年期を病気や症状ではなく、人生の発達過程のひとつとして積極的に位置づけようとする姿勢は、更年期の危機を乗り越えるために有効なものである。

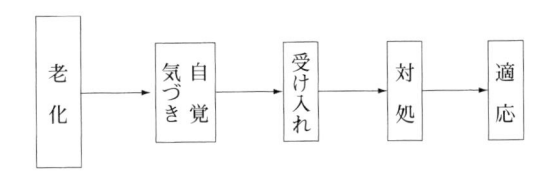

```
老化 → 自覚・気づき → 受け入れ → 対処 → 適応
```

図10-2 老化への適応のプロセス
（長田ら，1989）

老化兆候への適応

　感覚の衰えや記憶力の低下、体力や瞬発力の衰退が体験されるのは、中年期以降、程度の差こそあれ誰にとっても不可避なことである。図10-2に老化への適応過程の一例を示した（長田ら，1989）。

目のかすみ
息切れ
　老化への適応として、老眼鏡を使うとか、仕事や生活で無理をしない、というような対処が必要なことは当然である。しかし、兆候が現れ始める壮年期には、老化による変化は、ともすれば見過ごされがちである。たとえば、目がかすむのは昨晩夜更かしをしたせいだ、階段を上ると息切れがするのは最近仕事が忙しいせいだなどととらえ、老化が原因だと自覚していない人や受け入れていない人も少なくない。自覚と受け入れができなければ、対処にはつながらないのである。

熟年登山者の事故
　最近、熟年登山者の事故の危険がしばしば話題になっている。壮年者が登山をすること自体は、何ら問題ではない。しかし、それまで経験のほとんどなかった人が、余暇時間ができたといって人を頼りに困難な山に登る、あるいは、自分の体力の衰えに無自覚なまま、ゆとりのない計画を立てて危険に遭うといったことは、回避すべきことであろう。

予備力の低下
　老化を、予備力の低下とする考え方がある。天候の良い日の登山では危険がなくても、悪天候になったら、予備力の乏しい人ほど遭難の危険が高まることは自明である。こうした

例をあげるまでもなく、壮年者が自分自身の心身の老化の事実に適切に気づき、それを受け入れることも、対処と適応の前提として重要な課題といえよう。

長寿社会を迎えたわが国では、最近老年期の諸問題に関心が集まるようになってきている。豊かな老年期を送るためには、壮年期をどのように過ごすかが鍵を握っているといっても過言ではない。この時期の研究は、いまだ不十分であるが、今後一層の成果が期待されよう。

【引用・参考文献】
エリクソン，E. H. 仁科弥生訳 1977 幼児期と社会Ⅰ みすず書房
ハヴィガースト，R. J. 児玉憲典・飯塚裕子訳 1997 ハヴィガーストの発達課題と教育 川島書店
井口登美子・石野尚吾監修 1997 女性の医学百科 主婦と生活社
近藤邦夫 1993 親と子のライフサイクルー中年期の危機と子育てー 東京大学公開講座56 ライフサイクルⅥ 東京大学出版会
ニューマン，B. M. & ニューマン，F. R. 福富護訳 1988 新版生涯発達心理学 川島書店
岡本祐子 1985 中年期の自我同一性に関する研究 教育心理学研究 33, 295-306
長田由紀子・長田久雄 1989 老いの受容と適応 看護MOOK32 エイジングと看護 金原出版
佐藤昭夫・朝長正徳編 1991 ストレスの仕組みと積極的対応 藤田企画出版
田崎醇之助・青木修次編著 1995 産業心理学トゥデイ 八千代出版

11 高齢期のライフタスクと危機管理

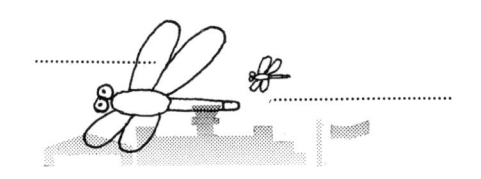

1. 心身の変化への適応

感覚・知覚機能の低下

視覚機能の低下は比較的若いころから始まっているが、その初期にはあまり意識されない。水晶体が堅くなって遠近の焦点距離の調節力が衰えるために、40歳を過ぎるころから視力は徐々に低下する。白内障などの目の疾患があると視力はさらに低下する。目がみえにくくなると、細かな文字を正確に読むことができなくなり、読まなかったり、見間違えたりして失敗することがある。そうならないためには老眼鏡は手放せない。

視力の低下
白内障

高齢になると耳が遠くなることはよく知られているが、聴力を測定すると、とくに周波数の高い部分の音が聞き取りにくくなっている。60歳を過ぎるころから2000ヘルツより高い音の損失が顕著になる。耳が遠くなると電話はもとより、対面でも意思の疎通に支障が生ずる。聴覚機能の低下は補聴器やファックスの使用で、情報収集やコミュニケーションに支障がないようにする必要がある。

聴力

視覚や聴覚ほど目立たないが、味覚や嗅覚も高齢になると

味覚の衰え	感度が衰える。料理の味付けが変化したと家族から指摘されて味覚の衰えに気づく。味付けに工夫が必要である。味覚の
食欲減退 栄養不良	衰えは食欲減退や栄養不良につながるので、目で味わったり、雰囲気を楽しむというように、他の感覚で補うとよい。

行動の緩慢化と体力の低下

　高齢期にはまた、反射や刺激に対する反応時間が遅くなり、敏捷性も衰える。さらに体力も衰え、疲労の快復にも以前より時間がかかるようになる。反射や反応時間が遅くなるのは神経伝導速度が遅くなることによる。以前と同じつもりで行動すると思わぬ事故につながる。身体が気持ちについていかず、つまずいたり、バランスを失って転倒することになる。

　しかし高齢者の時間の流れはゆったりしていて、75歳を過ぎると男女ともに1日の生活時間の大半が睡眠と余暇に当てられており（総務庁統計局，1998）、多少行動が緩慢になっても生活に支障をきたすことは少ない。行動が緩慢になっているのを自覚し、余裕をもって行動することが大切である。

　高齢者の体力については個人差があり、運動好きな人は体力が維持されやすく、鍛錬の成果が認められる。

　総務庁の調査によると、高齢者の77%が健康増進のために心がけていることがあると回答していた（総務庁長官官房高齢社会対策室，1998）。心がけている内容のなかで、散歩やスポーツをすると回答した人は53%に達していた。

　総務庁統計局（1998）の調査では、「軽い体操」は高齢者の2割を超える人が、「運動としての散歩」は約3割が実施していた。とくに60代、70代の男性はスポーツに費やす週全体の平均時間が20代から50代の人より長く、高齢者の健康増進を目的とした運動やスポーツに寄せる関心は高い。

（左側見出し: 体力の衰え／睡眠・余暇／健康増進／スポーツ）

記憶、知的機能の低下

物忘れ　　物忘れは高齢者の特徴のようにいわれている。確かに高齢になれば誰でも多かれ少なかれ記憶力の低下を認識する。しかし、すべての記憶の過程が加齢による影響を受けるわけではない。

短期記憶
長期記憶
エピソード記憶

用件が済んだら忘れてしまう電話番号のように、ごく短い時間貯蔵されて存在し、すぐに消滅してしまう記憶のことを短期記憶というが、高齢者はこの短期記憶ではほとんど衰えは認められない。ところが、短期記憶が転送されて長期記憶に貯蔵されると、加齢の影響が認められる。とくにエピソード記憶といわれる、いつどこで誰に会いどんな話をしたかというようにきわめて個人的な記憶は高齢になると衰える。

流動性知能
結晶性知能

記憶と同様に知的機能の低下も高齢期には問題となる。高齢になり、物忘れが目立つようになると、そのまま痴呆になるのではないかと不安に思う人もいる。知的機能については年とともに著しく低下する流動性知能とよばれる機能もあるが、その一方で結晶性知能のように高齢まで維持される機能もある。記憶力の低下を予防するために、記憶力を改善するプログラム（文献参照）が開発されているが、記憶力減退や知的機能の低下を防止するためには物事への関心を失わないことが大切である。

心身の変化と生活管理

高齢に伴う身体的能力の衰退は、自律的な行動範囲の縮小を、また感覚機能の衰退は読書や音楽、そして食事などの楽しみが損なわれることを意味する。このような体験を積み重ねると、年を取ったという老性自覚が生じるかもしれない。しかし心身の変化を受け入れながらも、ある程度快適な生活が維持できるようにうまく生活を管理していくことが望まれ

老性自覚

|サポート| る。
さまざまなサポートが必要になっているにもかかわらず、能力が喪失した現実を認めようとせず、以前と同じように振る舞おうとする人もいる。今までやれていたことができなくなり、他者のサポートに頼らなくてはならなくなると、無力感と恥の感覚が誘発されがちになる。またかつての自分のイメージを保とうとして活動を縮小したり、人との関わりを避けて家に閉じこもり、抑うつ的になったりする。

無力感

矯正器具の利用
心身の機能が低下しても快適な生活を維持するためには、低下した機能を矯正するための器具を利用することが必要である。視力や聴力の低下は眼鏡や補聴器で矯正できることは誰でも知っている。病気や骨折の場合には車椅子を利用することは普通に行われている。いよいよ目が悪くなっても読書やテレビの楽しみは、朗読やラジオに切り替えられるかもしれない。身体的機能障害やある程度の能力の喪失は老年期においては避けられないが、対処次第では社会的能力や幸福感に影響を及ぼさずにすむ。

依存
さらに心身の低下が著しくなり、明らかに衰退が認められるようになると、サポートを素直に受け入れ、依存することが必要になる。過去のプライドにこだわらず、援助してくれる人を信頼し、安心して身体をゆだねるとき、人々の誠実な心がよくみえてきて、感謝の気持ちで満たされるかもしれない。

2. 役割や活動の再方向付け

定年退職

定年退職
高齢期は職業生活から引退する時期と考えられている。定年退職は雇用者の職業からの引退を制度化したもので、1994

年の高年齢者雇用安定法の改正により60歳定年制となった。定年が定められていない企業や自営業などを除いて、多くの高齢者は定年を迎えるが、定年によって生活構造が大きく変化するために、その後をどう生きるかが大きな課題となる。

それまで従事していた職業は生計を維持する収入源となっていたばかりではなく、自己のアイデンティティの源であり、規則的な生活活動を提供し、社会関係をつくる場を提供していた。さらに仕事人間やワーカーホリックと呼ばれている人々のように過度に職業を生きがいとしている人も少なからずいた。それゆえ、定年退職により、勤労収入、社会的役割、地位、生きがいなど多くのものを一挙に失うことになる。

社会的役割
定年退職による喪失感

わが国の高齢者は就労意欲が高く、高齢になっても働き続けたいとする者が多い。高齢者に「望ましい退職年齢」について尋ねた調査（総務庁長官官房高齢社会対策室，1998）では、元気ならいつまでも働くほうがよいとする回答が33％でもっとも高く、次いで65歳くらいまでが30％であった。さらに定年後も継続雇用を望む声が高く、高齢者の根強い就労指向がうかがわれた。

高齢者の就労指向

しかし、バブル崩壊後は大企業さえ倒産し、失業率が高まり、中高年者の雇用環境は悪化している。すでに事務職や管理職を対象としたリストラが行われ、定年まで勤め上げることさえ難しくなっているのが現状である。定年年齢以前の出向や転籍、早期優遇退職制度が進められ、定年退職がゴールとなる従来からの終身雇用制度が形を変えている。

終身雇用制度の変化

定年退職への適応は、健康で生計を維持する収入さえ保証されれば、定年退職前に予想していたほどは生活面で困難はみられない。東京都老人総合研究所社会学部門（1991）の調査では、定年前の人々に定年後心配なことについて尋ねると、「生活維持の困難」が3割、「健康の問題」が2割挙げられた

定年退職への適応

が、10年後の追跡調査で定年退職後に実際に困ったことを尋ねたところ、生活維持や健康が心配という回答は激減し、逆に困ったことは「何もない」という回答が3割も増加していた。

積極的余暇　また定年退職前は仕事中心で、ごろ寝、休養、テレビなどの消極的余暇活動しか行えない人が多かったが、定年退職後には趣味・スポーツ、庭の手入れ、学習などの積極的余暇を楽しむようになり、家族、趣味、地域活動を中心とした生活へと移行していた。

定年危機に陥らない対処　しかし、職業がすべてともいえるような人びとは、定年退職を含む職業からの引退に際しては、大きな危機に直面する。仕事がなくなれば、それまで感じていた有用感を保てず、生きがいを失う。時間をもてあまし、余暇をどう過ごしたらよいのか戸惑う。このような危機に陥らないために、早い段階から自分の役割の多様性を求めて探索する必要がある。

退職準備教育　定年退職後の生活適応がスムーズに進むように退職にそなえてあらかじめ準備するプログラムも効果的である。退職準備教育は将来の退職に対して情報を提供することで、定年への関心を高め、退職後のライフプランを促すことが目的である。財政問題はとくに重要で、年金制度や税金について学び、老後の生活のための貯蓄や年金プランを現実に合うように再検討し、また退職後の役割やライフスタイルを夫婦で考え、リハーサルすることもプログラムの一部となっている。

配偶者の死

結婚すれば誰でも配偶者の死に遭遇する可能性がある。しかし現実に配偶者の死に直面する者の多くは、高齢の女性である。これは女性が長命で、しかも配偶者に年上の男性を選択する傾向があることによる。

死別の悲しみ	配偶者の死は人生で体験する大きなストレスである。死別による悲しみを乗り越え、その後の人生をいかに生きてゆくかは大きな課題であり、配偶者の死への適応という課題への取り組み方がその後のサクセスフルエイジングへとつながる。
悲嘆反応	配偶者の死に直面した人は、悲しみだけでなく、怒り、罪悪感、抑うつ感などの一連の感情や、不眠、食欲不振などの心身的症状を経験する。これは悲嘆反応と呼ばれ、死別した人に共通する正常な反応である。悲嘆の苦しみを経験しなが
悲嘆のプロセス	らも、乗り越えていく過程を悲嘆のプロセスというが、夫や妻というアイデンティティから新たなアイデンティティを形成するにはかなり長期にわたる期間を要する。
ウォーデン	心理臨床家のウォーデン（Worden, J. W., 1991）は悲嘆を乗り越えるための以下の4つの課題を提起している。①喪失の事実を受容する、②悲嘆の苦痛を乗り越える、③死者のいない環境に適応する、④情緒的に死者の居場所を定め、生活をつづける。
ソーシャル・サポート	配偶者と死別した人びとが体験する悲嘆やその後の適応の問題には、性別、年齢や死別の状況、配偶者との関係の質、社会経済的地位、パーソナリティなどの諸要因が関係するが、とくにソーシャル・サポートが死別後の適応に貢献する。家族や友人などの支えは普段はそれほどでもないが、不測の事態が起こった際にその効果が発揮される。
悲嘆ケア	筆者（河合, 1996）は、配偶者と死別した人びとを対象に悲嘆ケアのためのミーティングや連続講座を開催し、それらの効果を検討しているが、顕著な改善が認められた。これは介入を行うことによって悲嘆のプロセスが促進されるからだ
ホスピス	と考えられる。それゆえ、ホスピスや病棟などで遺された遺族に対して継続的な悲嘆ケアが行われればかなりの成果が期待できる。

自助グループ	欧米では配偶者と死別した人びとでつくる自助グループがさかんで、精力的に支援活動が行われているが、わが国でも自助グループが結成されており、必要であればこれらのグループへ橋渡しすることも援助となるであろう。

祖父母となること

高齢期の獲得役割	孫が誕生し祖父母となることは、高齢期に獲得する数少ない役割のひとつである。しかし近年は女性の未婚率や結婚年齢の上昇にともなって少子化が急速に進展し、子どもがいてもなかなか祖父母になれない状況が出現している。
	従来、孫は自分の血や家督を継承する後継者として期待され、三世代同居の慣行のなかで祖父母は孫に家風の継承やしつけを行う役割を担ってきたが、核家族が増えて、伝統が継承されにくくなっている。
孫の誕生	それにもかかわらず、祖父母になることは高齢者にとって重要な意味をもっている。孫をもつのにあまりにも若すぎる年齢でなければ、ほとんどの高齢者は孫の誕生を歓迎する。子との関係が良好であるほど、孫の誕生は肯定的に評価される。孫が誕生する前後を縦断的に調査した筆者らの研究では、孫の誕生は高齢者に生きがいや活力を与え、高齢者の主観的健康感を上昇させた。
祖父母になる精神的過程	しかし祖父母となった高齢者の精神的過程をさらによく分析してみると、孫が生まれて祖父母としてのアイデンティティを獲得し、祖父母の役割に適応するまでの過程で自尊心に一時的な混乱が示され、新しい役割を獲得する際の困難性が認められた。
	祖父母としての受け止め方は、祖父と祖母とでは若干異なっている。祖父は家や自分の血が受け継がれてゆくことで孫の存在意義を評価するが、実際に孫が誕生すると、明確な祖

父役割がなく、子どもに対する満足感が減少する。それに対して祖母は孫の誕生を契機としてますます子どもとの関係は親密になり、祖母の役割を果たすことで有用感を経験し、それによって老いに積極的な意味が付与される。

文化・伝統の継承　祖父母から親へ、そして孫へと伝統文化が伝えられることは価値観や時代をこえて意義がある。しかし、文化や伝統の継承は、社会の変化が急速なために多くのものはそのままでは時代にそぐわなくなっており、伝統文化を強要しようとすると子や孫世代とのあいだに摩擦が起きかねない。祖父母は自分たちの経験の意味を見いだし、普遍的な文化の要素を受け入れやすい形で伝えていく工夫が必要である。

育児を巡って祖母と母親が対立するといったことが起こるかもしれないが、祖母は若い母親が行う新しい育児方法を自分の経験と比較することによって、文化的な変化や連続性に気づくことになるかもしれない。

子の離婚　最近は離婚が増え、思いがけず孫の育児をするように求められることがある。孫の通う学校に出向くなど、孫との関わりを通じて社会とのつながりが発展する。その一方で、子に親権がない場合にはめったに孫に会うこともできない事態が起こりうる。その場合、複雑な人間関係のなかで孫との絆をどのようにして保ってゆくのか、難しい問題がある。

3. 人生の受容と死の受容

人生の受容と発達課題

人生の自己評価　高齢者は、これまでに取り組んできた人生の主要な課題に関して、結果を評価することができる地点にいる。

永年従事してきた仕事を勤め上げ、子たちが巣立ち、しかもその子たちが幸せな生活を築いていることで、自分たちの

役割を無事に果たせたと判断するかもしれない。その反対にこれまで努力してきた目標や理想が十分に達成されず、自分の人生がまったく失敗だったと思うかもしれない。

これまで過ごしてきた年月は長いのに、これから生きようとする残された年月はわずかで、人生がほとんど完結しようとしているときになって、やり直すことなどもうできない。

積み残した課題　しかし、過去を振り返ってこれまで解決が不十分だった課題について再び取り組むことは大切なことである。過去に積み残した課題を現在の発達段階にふさわしい形で解決し、それらを高齢期の発達と関連づけて統合してゆかねばならない。

統合と絶望　エリクソン（Erikson, E. H.）ら（1990）は、ライフサイクルの最後の心理社会的発達段階の課題を、統合と絶望という相対する2つの性向とし、その間で生じる緊張のバランス

英知　をとることによって英知という力が生まれると説いている。

エリクソンらは、成年前期から50年以上にわたって追跡してきたすでに高齢になっている人びとにあらためて面接し、高齢期の発達課題にどう取り組んでいるのかを尋ねた。彼らは今はもう変えられない過去と残り少ない未来を受け入れ、失敗を認めることで必然的に起こる絶望感と全体的な統合の感覚との間のバランスをとろうと奮闘し、その結果、彼らの多くは人生にうまく折り合いをつけていたことが確認された。

良いことばかりでなく、失敗や不本意な選択、後悔などを含めて自分の人生をあるがままに受け入れ、その人生を誇りをもって無限の歴史的連続のなかに位置づけることが望まれるが、そのためには後で述べるライフレビューを試みるとよいかもしれない。

死の受容

残された時間がわずかだとしみじみと感じられるようにな

死の恐怖

ると、死の観念が現実味を帯びて迫ってくる。まわりを見回すと、自分と同年輩の人びとの死に出会うことも多い。存在しなくなることの恐怖は絶望へと導く。

　しかし、高齢者にとって死は不安と恐怖の源泉ではなく、それを越えて未来の死を受け入れるという課題に取り組まなければならない。高齢者が死をどのように受け止めているのかについて筆者らが行った調査では、高齢者は死ぬことそのものよりも死ぬ際の苦しみについての恐怖が大きかった。

死の受容

　高齢者は死を恐れる一方で、死を受容しようとする姿勢が顕著に認められる。死の受容については、死後の世界を肯定的に評価することは少なく、むしろ現世からの回避のために死を受け入れたいとする傾向が、より強く認められた。これは高齢者が自分の人生に積極的な価値を見いだし得なくなっているためかもしれない。

尊厳ある死

　しかし、現代では医学の進歩が著しく、平均寿命は年々延びて今や世界一の長寿国であるが、その反面で延命第一主義の医療のために、自然で尊厳ある死を迎えることが難しい。このような現状を考えると、回避的な観点から死を受容することは恐怖をもたずに未来の死に立ち向かうための英知の力といえるかもしれない。

人生の統合とライフレビュー

　高齢になり、死を目前にして人生を振り返ったとき、自分の人生が受容できなければ、心理的混乱が現れやすい。このような危機に陥らないためには、しばし立ち止まって自分の人生を振り返ってみる必要がある。全生涯を回顧しながら、自分の生きてきた人生を統合し、生と死の意味を受容できる

ライフレビュー

ようにするにはライフレビューが有効である。

　ライフレビューの過程は再統合への手段として考えられ、

それによって人生に新たな意味が提供される。エリクソンの統合という8つ目の課題の達成は、ライフレビューによって促進される。

死を差し迫った現実として見始めるとき、高齢者は何らかの形で過去を回想するようになる。人生を特色づけるライフレビューは過去経験の意識へと回帰させ、未解決の課題を復活させる。一歩成熟した立場からその課題に斬新的に取り組むことによって、未解決の課題は全体に統合される。

自分史　わが国ではライフレビューはあまり普及していないが、高齢期の課題に取り組むために、ライフレビューに準ずることを行うことは可能である。たとえば自分史を書くことによって自己の過去と現在が跡づけられる。

またライフヒストリーの小冊子を作ることもひとつの方法である。写真、新聞の切り抜き、賞状、古い手紙やはがき、その他にも自分の思い出を担っているものをバインダー式の小冊子にまとめるのである。そのときの気持ちなどを思い出して書き込んでゆくと未解決の課題が甦ってくるかもしれない。

【引用文献】

河合千恵子編　1996　夫・妻の死から立ち直るためのヒント集　三省堂

総務庁長官官房高齢社会対策室　1998　中高年齢層の高齢化問題に関する意識調査結果

総務庁統計局　1998　平成8年社会生活基本調査報告

東京都老人総合研究所社会学部門　1991　定年退職に関する長期的研究(3)－職業・生活の変化についての追跡研究

J・W・ウォーデン　1993　鳴澤実監訳　大学専任カウンセラー会訳　グリーフカウンセリング　川島書店

【参考文献】

エリク・H・エリクソン，ジョーン・M・エリクソン，ヘレン・Q・キヴニック　1990　朝長正徳・朝長梨枝子共訳　老年期－生き生きしたかかわりあい　みすず書房

バーバラ・M・ニューマン，フィリップ・R・ニューマン　1988　新版生涯発達心理学－エリクソンによる人間の一生とその可能性　福富護訳　川島書店

野村豊子　1998　回想法とライフレヴュー－その理論と技法　中央法規出版

リーン・スターン，ジャネット・フォグラー　1992　三浦文夫監訳　東京都老人総合研究所心理学部門訳　ボケないための記憶術　中央法規出版

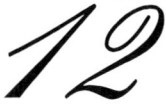

12 生命の循環とペアレンティング
―― 父性論・母性論・祖父母論

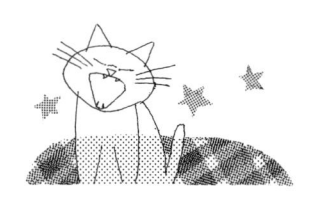

1. 生命の循環（life cycle）と子ども・父母・祖父母

世代連鎖（chain of generations）の意味するもの

文化・社会的風潮

私たちは、現代という時代に生まれ、特定の世界情勢のなかで特定の国の特定の文化・社会的風潮につつまれて、父母や親族・友人などのさまざまな人々に囲まれて生きている。

横断的にみると、子どもたちは今の時代を唯一の文化として時代の申し子のように体験している。父母たちは、変化しつつある時代の大きな流れのなかでもまれながら、必死で社会・文化を支えている。祖父母たちは、自分たちの時代の終わりを体験し、新しい時代にとまどい社会から取り残されつつあることを実感しながら、近づきつつある死への不安を振り払って、残りの人生について思いをはせている。

しかし、縦断的にみると、時代は時間軸にそって刻々と変化し、世界情勢や文化・社会的風潮や価値観にいたるまで、程度の差こそあれ、世代ごとに異なっているのである。

世代

かりに世代の間隔を25年としよう。5世代の間隔はちょうど100年になる。5世代というとかなり離れているような気もするが、人生をまっとうすれば、1人の人間は祖父母から

孫までちょうど5世代分の人びとと関わることになる。人生75年として、祖父母の時代の話を直接本人から聞けることを考えると、1人の人間が直接経験する期間はちょうどおよそ1世紀になるのである（図12-1）。そのような間隔が10個つながり、41世代の間隔が1000年だと考えてみると、1000年というものがめまいを引き起こす期間であると同時に、ある程度実感できる期間でもあることがわかる。

3世代家族

嫁と姑

家

　話を現実的なものにもどす。最近3世代家族は相当減ってはいるが、今でも農村部ではかなり残っている。ところが、そこでの嫁と姑との葛藤の質が変化してきている。

　一時代前の嫁・姑問題は、嫁も姑も「家」に入れば嫁は夫や姑に仕えるという価値観を共有したうえでの葛藤であった。しかし、現代の嫁・姑問題は、嫁は「家」に仕えるものと考えている姑と、嫁といえども女性は自立した人間として尊重されるべきと考えている嫁との対立が中心にある。嫁は「家」に仕えるものという価値観とともに戦後の混乱期を死にものぐるいで生き抜いてきた姑は、ようやく上の立場に立てると思った矢先に、仕事に逃げて家事や子育てをおろそか

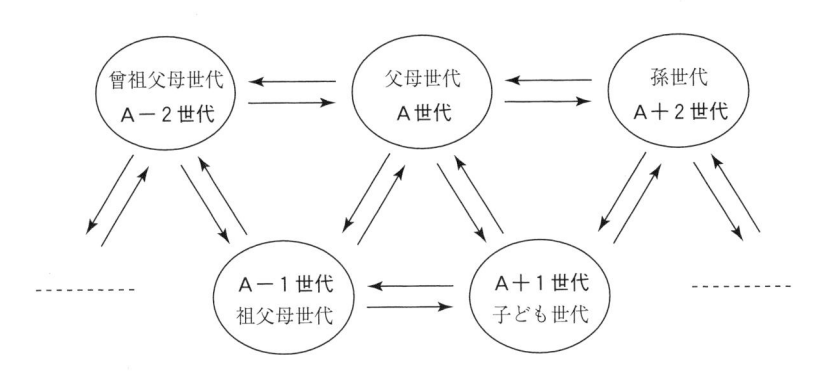

図12-1　世代連鎖と生命の循環

にしていると姑の目には映る嫁に、表面上はもちあげられながらも煙たがられ、好き勝手に振る舞う嫁にイライラさせられる。姑に同情の余地はあるだろう。しかし、現代を共有する父母世代の筆者としては、嫁の立場にも十分共感できる。

世代連鎖　世代連鎖とは、生物学的次元では、個体が交尾を通して繁殖し、種を存続させていくことである。個人の心理学的次元では、乳児が成長して成人となり子どもをもうけ、親として役割を果たしながら子どもを育て、成人へ成長させることである。一方、社会学的次元では、それぞれの世代が、前の世代から時代を引き継ぎ、時代を改変しながらそれを支え、次の世代へと引き渡していくことである。その意味で世代連鎖
時代精神の連鎖　とは、〈時代精神の連鎖〉ともいえる。

　　　　　　　このように、マクロ的にみれば時代の変化なのだが、同じものをミクロ的にみれば、祖父母から父母の世代へ、父母の
循環　世代から子どもの世代へと次々と引き継がれていく循環とも考えられるのである。

生命の循環（life cycle）

人間発達　人間発達を問題にするとき、家族、親戚、近所の大人たち、学校の教師や友人たちに支えられながら、子どもが発達していくさまが論じられることが多い。それはあたかも子どもを中心とする小宇宙のようなものがあり、そのなかで環境と
小宇宙
環境　してのまわりの人びとからさまざまなものを与えられて成長していくようなイメージに基づいている。

　　　　　　　しかし、実のところよく考えてみると、子どもの父母や祖父母、学校の教師などの環境としての人物その人も、それぞれが同じような小宇宙の中心であり、それぞれが父母・祖父母などの環境としての人物をもち、発達しつづける存在であることがわかる。たとえば父母世代を例にとると、自分たち

の子どもも自分たちにとってはおのれの発達を促進する環境としての人物の意味をもちうるのである。

エリクソン（Erikson, E. H.）は、人間の発達を個人中心に考えるのではなく、子どもと父母、父母と祖父母、子どもと祖父母のそれぞれが相互に影響を与え合って、世代同士がつながり合いながら個人としても成長していくプロセスを重視して、それを〈生命の循環〉（ライフサイクル）と名付けた。この理論は、世代連鎖の相互作用的次元に当たるもので、今までのペアレンティング（parenting）（親業）の考え方にみられるような、すでに完成された大人としての親が未熟な子どもを養育・保護・教育するというものではなく、一見無力で弱い子どもが、親を親として成長させるのみならず、人間としておよび家族として、あるいは社会の一員としても成長させるという逆方向の考え方も含んでいる。「家族全員が赤ん坊を統制し育てるといわれるが、逆に赤ん坊が家族全員を統制し育てるという言い方もまた正しい。家族というものは、赤ん坊に育てられることによってのみ赤ん坊を育てることができる」（Erikson, E. H., 1959）という記述に端的に要約されているように、親子関係をエリクソンは相互作用としてとらえていた。

筆者は、このような相互作用が親子関係にのみ制限されるのではなく、あらゆる人間関係において、互いの発達段階が共鳴し合い、相互作用するなかで互いが互いを成長させる環境となっていると述べた（吉田, 1995）。人は、成長することによってのみ人を成長させることができるのである。

このようにエリクソンの理論は、子どもと父母・祖父母が関わり合うことで、どのように個々人が心理的に成長し社会とつながり時代を形成していくかを考察していることから、心理－社会的な理論とよばれている。

生命の循環と世代性（generativity）の問題

　ところで、エリクソンの生命の循環理論は人生を8段階に分けているが、およそ25歳までを子ども時代と成人への移行期として細かく6段階に分けている。それに対して、そこから50代ごろまでを成人期、それ以降死ぬまでを老年期ととらえているように、おおまかにいうと、彼の理論は子ども世代と父母世代と祖父母世代との世代連鎖そのものを視野においている。

　そして、その3つの世代をつなぐ役割の成人期の父母世代の課題が〈世代性〉（generativity）の問題なのである。

世代性 generativity

　generativityという単語は、生殖という意味と世代という意味の両方を含む多義語である。それゆえ成人は子どもをもうけることで次の世代を産み出しつつ、後輩や部下を育てることで次の世代を育てる役割を担う。しかしこの場合、それぞれの発達段階の共鳴を引き起こす相互作用が生じるので、成人期の人は、子どもや部下を育てることによって、自分自身も子どもや部下によって、親や上司として育てられるという経験をすることになる。

40歳前後

　世代性の葛藤がもっとも活性化される成人前期の40歳ごろまでは、青年期において見いだした自分のもっとも得意とする能力を最大限に発揮し、仕事にまい進することで社会に貢献する。しかし、人生の正午である40歳前後になると管理職となり、自分が能力を発揮するのではなく、後輩や部下の能力を最大限に引き出し、今後の社会の方向性を示す必要性に迫られる。成人期男性の心理的問題がこの時期に生じることがある。部下が無能にみえて先に自分が仕事をしてしまい部下にいやがられたり、自分が発揮してこなかった能力の再開発にとまどい、燃えつき症候群に陥る人も多い。

燃えつき症候群

　そのようなとき、子どもにエネルギーを割くことはどこか

むだのように感じてしまい、子育てから退却してしまう男性もよく見受けられる。しかし、その一見むだな子育てや部下育てに苦労することが、停滞しはじめた自分のアイデンティティを揺り動かし、自分のなかに新たな自分を発見・創造することを可能にする原動力になるのであり、そのようにしてアイデンティティを再開発することが〈世代性〉の感覚なのである。

アイデンティティ

一方、成人期の人は、子どもや部下だけではなく、祖父母や上の世代の人びとの世話をして死を看取る役割も担う。父母世代にとって両親は今まで育ててくれた恩人であり、敬い尊敬すべき存在である。ところが、青年期の両親との葛藤が十分に解決できていない場合、同居したり深く関われば関わるほど、争い事も生じやすくなる。しかし、両親に仕事や人生の相談役になってもらったり、子育ての手助けをしてもらったり、両親の老後の生きざまや死にざまを看取ることにより、自分自身の人生の試金石を得ることで、多くのものを父母世代は祖父母世代から与えられることもある。

死の看取り

このように成人は、子どもや部下との関わり、両親や祖父母世代との関わりを通して、社会的な役割の変化に適応し社会のなかで新たなアイデンティティを作ることで生きる力を復活させ、他人のために尽くすという倫理的権威性あるいは潔さを獲得するのである。

倫理的権威性
潔さ

2. 母性論・父性論

ペアレンティング（親になること）

現代の人びとにとって、親になるということはどういうことだろうか。恋愛のなかで好きな人と結ばれたいという気持ちと、結婚して子育てのなかで母となる・父となるというこ

恋愛
結婚

12・生命の循環とペアレンティング　149

ととのあいだには、場合によってはたいへんな開きがある。日本においては比較的女性に対しては、性教育や保健所などの機関を通して、女性になることや母親になることの準備教育が一般的になされている。しかし、最近は男性にも性教育や父親教室開設がなされるようになってきたとはいえ、父になることの準備教育はいまだ不十分といえよう。するとこれから親になる人にとって母親としての自分・父親としての自分のモデルになるのは、自分自身の母親であり父親となる。

それゆえ自分が親となるときに、自分の同性の親が自分を子どもとしてどう扱ったか、親に対して自分がどの程度「親育て」をして親を揺り動かし自分がより生かされるように親を変化させたかが重要になる。

親となる準備教育

モデル

親育て

母性的機能と父性的機能

母性

父性

子どもの発達にとって必要な母性とは、自分をこの世にもたらし、その生まれたままの自分を受け入れ承認し包み込んでくれるような機能のことを意味する。一方父性とは、善悪をはっきりとつけ、悪いことをしたときはしっかりと叱り社会の規律を教え、子どもを家庭や母親から引き離して社会へと参入させるような機能のことを意味する。

母性とか父性は子どもの発達に必要不可欠なひとつの機能であり、実際は生みの親がすべて果たさなければならないということではない。現代は、この母性的機能や父性的機能を生みの母親・父親へと結びつけすぎるので、その結果親を追い込み、母性・父性を十分発揮できないという罪の意識からかえって両親が社会的に引きこもりがちになって、さらに悪い影響を子どもにもたらすという悪循環になっているように思われる。

母性的機能
父性的機能

親の責任

もし親に責任があるとすれば、子育てを引き受ける責任は

人のネットワーク　当然ではあるが、むしろ社会的に引きこもらずに、社会的な〈人のネットワーク〉に参入し、両親や他の親たち・相談機関・医療機関などと積極的につながり、まわりの人びとに支えられつつ元気を取り戻し、自分を含めた母性的機能と父性的機能と接触する機会を子どもにできるだけ与えることではないかと思う。そのような成熟促進的環境（Winnicott, D. W.）のなかで、子どもは自然に生きるエネルギーを与えられ、親を育てる力を発揮できるのである。

成熟促進的環境

入場券　子どもの問題行動や心身疾患は、カナー（Kanner, L.）によれば「入場券」としての役割をもっているので、そこから家族のドラマが展開し治療機関へとつながり、家族を変化させ本人を癒す出発点となるのである。母親や父親がまわりの人びとや治療機関の人びととつながっていると、母親や父親の母性的機能・父性的機能が開発されるだけでなく、子どもが利用しうる母性的人物や父性的人物の数が増加する。そのような環境のなかで、子どもは看護婦で母性を体験したり、医師や施設の所長で父性を体験しつつ、自分自身の力で成長していけるようになる。そのためにも、両親が孤立することなしに〈人のネットワーク〉に参入できるよう導いていく医師やカウンセラー、看護婦などの専門家の存在が重要になってくる。

3. 祖父母論

祖父母世代が父母世代・子ども世代に与えられるもの

現代は、姥棄て山とまではいかないが、祖父母を尊重しない時代といえるのではないか。老人ホームの隆盛や3世代家族の減少、独居老人の孤独死などが社会問題化するなかで、高齢化社会への行政的対処のみが声高にさけばれ、高齢者の

高齢化社会

高齢者医療	一人ひとりの声をまともに取り上げることもない。高齢者医療も、高齢者だけを他から分離して考察しているものが多い。

　しかし、生命の循環という観点からみると、祖父母世代から何が他の世代に与えられ、他の世代から祖父母世代へ何が与えられるかという議論こそがもっとも重要なのである。

　次に筆者が考える祖父母世代から他世代へ与えられるものを列挙してみる。

時代の証言者	①自分の知らない時代の証言者としての役割
感銘を与える	②死の不安と戦ったり弱音を吐いたり、あるいはぼけたり、家族の援助を断ち一人暮らしをするなど、自分の残りの人生を選択していく生きざまあるいは死にざまを通して、他の世代に感銘を与える役割
父母とは異なる存在	③父母のように直接的な責任のない存在として一歩離れたところから子育てを見守ったり、父母とは異なる存在として子どもと関わる役割（普段は厳格な父や過干渉の母たちの、赤ちゃんや子どものころの話を、子どもにしてあげることの意味が重大である。適切なときにその話を聞くと、親を子どもが客観視できることで子どものなかで父母のイメージが変容し、親子関係がすっかり変わることもある）
語り継ぐ役割	④自分の人生も含めて人生についてのさまざまな物語を他の世代に語り継ぐ役割
バランスをとる役割	⑤世間のしがらみや束縛から解放され無目的に過ごしたり、ときにはパワフルに、ときにはぎこちなくタンゴダンスやゲートボールに興じたりして、自分のペースで生きているのをみせることで、若い世代の一本調子の生き方のバランスをとる役割

　このように、祖父母世代から他の世代は多くのことを与えられる可能性に開かれている。そのことを踏まえたうえで行政や医療も考えていくべきであろう。

異世代間交流

現在、福祉・ボランティア教育研究の分野で、学校に高齢者を講師として招いて子どもたちに缶ぽっくりや紙ピストル・お手玉などの遊びや、水とんの作り方を教えたり、手紙で交流したり、子どもと高齢者の積極的な交流が進められている。医療の現場でも、世代を異にする者同士が交流して互いに影響を与え合い、いきいきとしていけるような制度を作っていく必要があるのではないか。

祖父母世代と父母世代との関わり

同居問題

祖父母世代と父母世代が親族として関わるもっとも頻度の高いものが、祖父母との同居問題であろう。結婚当初から同居することが減少した現在、通常祖父母が退職後に同居の話題が出始める。しかし、いつ同居するかが祖父母にとって重大な影響を及ぼすこともある。

一般的には祖父母のどちらかが亡くなるか、心身ともに気力が低下したときに同居が成立しやすい。しかし、気力が低下してから子どもの住む場所へと転居する場合、物理的環境の変化や古くからの知り合いや友人との別れが対象喪失となり、新たな環境で慣れない場所でとまどい、新しい人間関係を築くエネルギーもなくなると、ますます気力の低下を増幅させることになる。

対象喪失

介護

それだけではなく、体が弱ってからの同居だと介護を必要としたり経済的にも援助してもらわざるを得ないので、同居に対して「申し訳ない」などの否定的感情をもちやすい。一方で同居を受け入れる息子や娘は、「両親のために」よいことをしてあげていると思っていることが多く、両者の意識のギャップがそこにぎこちなさをもたらしてしまう。

申し訳なさ

かといってまだ元気なあいだの同居は、娘や息子には自分たちの事情があったり、祖父母のほうにもまだまだ面倒はか

12・生命の循環とペアレンティング　153

けないという気負いもあり、成立しにくいのも実情である。
　黒川（1998）の挙げる75歳の女性の事例に基づきこの問題を考えてみよう。

　　Aさんは、80歳の夫と農村部で2人暮らしをしていた。Aさんは検診で胃癌が発見され、相談のうえ都市部の長男宅にAさん夫婦は引き取られた。症状自体は安定していたが、Aさんはしばらくして家族とも話をしなくなり、食欲がなく自室にこもるようになった。そこで痴呆老人デイケアの心理士が話を聞いたところ、外に出ても方言で言葉が通じないつらさや、子どもたちに迷惑ばかりかけるのが申し訳ないという心境を語った。Aさんは、故郷に帰りたかったのである。その話を聞いて、長男は「親の気持ちをわかっていなかった。『おまえたちのいいようにするよ』という言葉の裏にある親の本心をみようとしなかった。自分たちの都合を優先していた」としんみりと語り、話し合いの結果、長男を中心に故郷での医療・看護・介護体制を調べ、開業医・病院・訪問看護・ホームヘルパーを手配してAさん夫婦を故郷へ帰し、Aさんは約半年間自宅で生活した後、息を引き取った。

デイケア

医療・看護・介護体制

　ここまでうまくいったのは、夫が元気だったことや子どもたちが協力的であったことなどいろいろあるが、この事例は、心をケアする医療の難しさを教えてくれ、またAさんの生きざま・死にざまが子どもたちに老後のことについてどれだけ多くのことを教えたかがわかる。

心のケア

　父母の世代が、親族以外の祖父母世代の人と関わることで成長していくことを描いた映画に『フライドグリーントマト』がある。

フライドグリーントマト

　　エブリンは、子どもたちが自立し、夫婦で2人暮らしを

している主婦である。夫のエドは、帰宅するなりテレビの前に座り込みフライドチキンを食べながら野球をみるのが趣味で、エブリンにちっともかまってくれない。エブリンは必死に夫の気を引こうとするが効果はなく、彼女はチョコバーばかりを食べて過食気味である。

人生の物語

そんな彼女が、ふとしたことで老人ホームに入居している老女ニニーと出会い、ある女性の人生の物語を語りきかせてもらうようになる。ニニーはエブリンが話を聞きにきてくれるのを楽しみにするようになり、エブリンはその物語に夢中になっていく。物語の主人公は素朴でやんちゃで自由に生きている魅力的な女性イジーで、「トゥワンダ！」という呪文とともに人がびっくりするような思いきったことをする。次第にエブリンは主人公の影響を深く受けるようになり、吹っきれたエブリンは夫に自分の不満な気持ちをきっちりと伝え、住む人のいなくなった子ども部屋の壁をハンマーでたたき割り、自分の道を歩む強さを獲得していく。

ニニーは、エブリンに話すうちに自分の人生を整理していき、死が近づいてもエブリンに「天国へのお召しは神様におまかせしてあるの。…死は怖いものじゃないわ」と話してきかせる。

老年期の人の物語は、人生を生き抜いてきた人の話なので説得力がある。またいろいろな葛藤を乗り越えた上でのぎりぎりの選択の連続なので、安易な価値判断を許さない。エブリンがイジーの生き方に自分の人生を重ねていく様子は痛快であり、みている人に、イジーの物語のようなお話を老年期の人から聞きたい気持ちにさせてしまう。

祖父母世代と子ども世代との関わり

　子どもにとって老人とは、恐ろしくもあり、非常に引きつけられる存在でもある。老人にとって子どもは、利害関係のない素朴な視線をもっているがゆえに、一切のこだわりを捨てて子どもの悩みに純粋に心を痛め、なんでも与えようという気にさせる存在である。

ひいばあば　　児童文学の『ひいおばあちゃん』の主人公ヨシは、自分の気持ちをわかろうとせずにけんかばかりしている両親に腹を立てている小学校2年生の女の子である。夫を亡くしたばかりの父方の曾おばあさんを、ヨシは最初毛嫌いする。しわだらけのしなびた「ひいばあば」は、のろのろ足を引きずりすぐ立ち止まって休憩するのでヨシをイライラさせる。しかし、のろのろ歩きのおかげで森の葉っぱ一枚一枚を美しく感じたヨシは、しだいにひいばあばとの時間を過ごすようになる。ひいばあばの古い写真をみせてもらい、父の赤ちゃんのころの写真やひいばあばの子どものころの写真をみて驚くとともに、自分がしわくちゃのおばあさんになることを想像し、そのことに当惑しつつも、人間が年

変わらないものの発見　をとるということと、年をとっても変わらないものについて学んでいく。

　そのあとひいばあばを老人ホームに入れようとする両親にヨシが反対し、いろんな事件が起こるのだが、それは省略しよう。ひいばあばが死に近づいたとき、不安になるヨシをひいばあば自身が、さなぎからチョウがふ化するたとえを用いて、死んだら体から魂が抜け出してなつかしい人びとと会えることを説明するところは圧巻である。ひいばあばが同居しているあいだに、ヨシがどれだけのことを学んだかは計り知

れない。

『アルプスの少女ハイジ』の祖父と孫の関わりも示すように、子ども世代にとって、子どもにこうなってほしいという願望を強くもつ父母に理解されない子どもの世界を再評価し、子どもに生きる力を与える存在として祖父母世代をとらえることもできる。

生きる力を与える存在

脈々と続く世代連鎖のなかでもっとも古い場所を占め、先にこの世から旅立っていく祖父母世代は、父母世代や子ども世代に、彼らでなくしては与えることができない貴重な財産を与える可能性に開かれているといえよう。現実の祖父母との関係は、祖父母の人生によってさまざまであり、心理的な葛藤に彩られていたり、それほどドラマティックではなかったりするが、祖父母世代との関わりを通して、人間の尊厳に出会い、祖父母やその両親、ひいては自分の血筋や日本人そのものにまで考えを広げる体験は、父母や友人や子どもからは得られない貴重な宝物であるといえよう。

人間の尊厳

【引用文献】

Erikson, E. H. 1959 *Psychological Issues: Identity and the Life Cycle*. International Universities Press.（小此木啓吾訳編 1973 自我同一性：アイデンティティとライフ・サイクル 誠信書房）

ハルティヒ, M. 高橋洋子訳 1992 ひいおばあちゃん 講談社

Kanner, L. 1935 *Child Psychiatry*. Charles C Thomas Publisher.（黒丸正四郎・牧田清志訳 1964 カナー児童精神医学 医学書院）

黒川由紀子 1998 老いの臨床心理 日本評論社

吉田圭吾 1995 人間関係の心理臨床 澤田瑞也編 人間関係の生涯発達 培風館

■人名・事項索引■

● あ 行

愛着理論　19
アイデンティティ　149
アイデンティティの混乱　95
アニミズム性　42
育児休業　110
育児不安　36
いじめ　71
1語文　27
遺伝的要因　15
移動 ─ 性器期　44
イメージ　29
インフォームド・コンセント　58,63
エインズワース（Ainsworth, M. D. S.）
　　20
易刺激性　17
エディプス　45
エリクソン（Erikson, E. H.）　7,52,94
　　──の心理社会的発達の8段階説　8,
　　10
演繹的思考　79
円熟　119
遠城寺式乳幼児分析的発達検査法　39
援助交際　82
岡　茂　61
親子関係　147
親育て　150
親となる準備教育　150
『女はみんな女神』　106

● か 行

介護　124,153

外的世界　28
概念化　28
カウンセリング　109
可逆性　58
学童期　51
　　──の発達課題　52
家族の縮小　48
家庭内暴力　69,108
体のおかしさ　55,56,57
体のしくみ　60
空の巣　123
加齢現象　3
危機　43
気質　14
喫煙者　86
ギャングエイジ　61
共依存　104
共生期　31
矯正器具の利用　134
共生的融合　30
恐怖症　19
勤勉性対劣等感　52
空間概念　41
偶発的危機　46
クオリティ・オブ・ライフ　63
具体的操作期　57
クラス　29
形式的操作　66
携帯電話　85
系列化　58
結婚　104
言語の生得説　27
行為障害　71

索　引　159

更年期　127
高齢者医療　152
心地よいライフスタイル　115
個性　14
固着　7
ごっこ遊び　30,41
子どもの健康生活　55
子どもの生活リズム　54
混乱型　22

● さ　行

罪悪感　45
再接近期　32
挫折感　87
三歳児神話　36
3世代家族　145
ジェラート（Gellert, E.）　58
自我機能　31
視覚機能の低下　131
自我同一性　80
時間概念　42
持久力　40
自己開示　101
自己嫌悪　88
自己存在感　83
自己中心性　57
仕事　104
自己否定　84
思春期　65
思春期スパート　65
自助グループ　138
施設　21
自尊感情　83
失業　110
しつけ　36
死の概念　62
死の受容　140
死の準備教育　63

死の看取り　149
自分探し　90
死別経験　62
「自立性・自律性」対「恥・疑惑」　33
社会性　18
集団同一性　78
終末期医療　63
就労指向　135
出産　110
瞬発力　40
生涯発達心理学　1
状況的危機　46
少子化　48
昇進　125
昇進うつ病　125
象徴　29
象徴遊び　30
情緒の対象恒常性　33
情動特性　79
初期思春期　67
職業的アイデンティティ　93
所属感　81
初潮　60
新奇場面法　20
新生児期　15
人生の受容　139
親密性　92,103
心理社会的危機　78,119
スチューデント・アパシー　97
ストレス　125
生活時間　132
成熟　3
成熟拒否　89
成熟促進的環境　151
成熟的危機　46
正常自閉期　31
生殖性　119
成長　2

性的同一化　80
生命の循環　4, 146
生命の尊厳　63
性役割分業　113
世代性　148
世代連鎖　144
接近 — 抑制傾向　17
摂食障害　69, 97
世話　120
前概念的思考　29
専業主婦　113
前思春期　67
前操作期　28
潜伏期　51
相互作用　147
双生児研究法　16
祖父母の役割　138

● た　行

ターミナル・ケア　63
第一反抗期　34
退行　7
対象恒常性　32
対象喪失　153
対象の永続性　32
退職準備教育　136
退職準備プログラム　126
対人関係　107
対人恐怖　69, 98
対人緊張　107
対等なパートナー　115
ダイナミックス　81
第二次性徴　66
第二の個体化　67
第二反抗期　70
体力の衰え　132
達成路線　111
遅延模倣　30

父親像　109
父親の影響　108
知的機能の低下　133
チャム　68
聴覚機能の低下　131
調整力　40
つかまり立ち　26
デイケア　154
停滞　119
定年（退職）　105, 134
　——への適応　135
デス・エデュケーション　63
転勤　105
トイレ指導　55
同一視　45
同一性　29, 67
同一性拡散　70
統合と絶望　140
共働き　114

● な　行

内臓の働きの認識　58
内的世界　29
2語文　27
ニューオブジェクト　72
乳児虐待　87
ニューマン（Newman, B. M. & P. R.）　52, 78
人間の尊厳　157
人間発達学　1
忍耐力　112

● は　行

配偶者の死　136
ハヴィガースト（Havighurst, R. J.）　44, 52
発語発達　39
発達　3

発達課題　43, 140
母親像　109
ピアジェ（Piaget, J.）　5
非行　71
悲嘆ケア　137
悲嘆のプロセス　137
悲嘆反応　137
人のネットワーク　151
ヒューマン・ケア心理学　2
表現言語　40
病弱児　61
表象　29
敏感性　20, 23, 24
敏感な時期　23
不健康感　55
父性　150
不登校（登校拒否）　69, 71
プレ青年期　68
フロイト（Freud, S.）　5, 51
分化期　31
文化・伝統の継承　139
分離―個体化過程　30
分離不安　32, 47
分類概念　58
ペアレンティング　147
閉経　127
便意抑制　54
包容力　112
ボウルビー（Bowlby, J.）　19
ホールディング　72
保健婦の家庭訪問　111
歩行　26
ポジティブフィードバック　18
母子同室制　23
母子分離　69
母性　150
保存概念　58

● ま 行

孫の誕生　138
未解決の課題　142
味覚の衰え　132
無気力状態　88
燃えつき症候群　120, 148
モーニング・ワーク　93
物忘れ　133
模倣　41
模倣―強化学習説　27
モラトラム　93, 94
問題飲酒　86

● や 行

薬物依存　71
薬物乱用　85
やりがい　106
ヤングアダルト　103
良い母親　33
幼児期　38
養子研究法　16
幼児的万能感　34
抑うつ的な母親　25
予備力の低下　129
嫁・姑問題　145

● ら 行

ライフサイクル　4, 121, 146
ライフレビュー　141
理解言語　39
リカレント学習　2
両価性　82
両親間の葛藤　24
倫理的権威性　149
練習期　32
老化　117
老化兆候への適応　129

老人ホーム　151
老性自覚　133
老年期　155

● わ 行

ワーカーホリック　135
悪い母親　33

● 欧 文

aging　3
chum　68
development　3
fixation　7
generativity　148
growth　2
holding　72
maturation　3
new object　72
puberty　65
regression　7

編者紹介

岡堂　哲雄　Tetsuo Okado, Ph.D.
　　聖徳大学大学院教授，聖路加看護大学名誉教授，文教大学名誉教授，教育学博士
著書：『心理学ヒューマンサイエンス』『家族心理学講義』『家族カウンセリング』金子書房，『患者ケアの臨床心理～人間発達学的アプローチ』医学書院など。
編書：『患者・家族の心理と看護ケア』（全5冊）中央法規出版，『ヒューマン・ケア心理学シリーズ』（全3冊）至文堂など多数。
訳書：『病気と患者の行動』『看護診断のための患者アセスメント』医歯薬出版，『こころの看護学～精神看護の理論と展開』星和書店，『死と出会うとき』金沢文庫，『病気と痛みの心理学』新曜社，『死とその周辺～死への総合的アプローチ』廣川書店など。

ナースのための心理学③
パーソナリティ発達論──生涯発達と心の危機管理

2000年3月10日　初版第1刷発行　　　　　　　　　〔検印省略〕
2021年1月10日　初版第13刷発行

　　　　　　　　　　　　編　者　　岡堂哲雄
　　　　　　　　　　　　発行者　　金子紀子

　　　　　　　　　　株式会社　金子書房
　　　　　　　〒112-0012　東京都文京区大塚3-3-7
　　　　　　　　電話　03（3941）0111㈹
　　　　　　　　FAX　03（3941）0163
　　　　　　　　振替　00180-9-103376
　　　　　　　　https://www.kanekoshobo.co.jp
　　　　　　　　印刷・藤原印刷　製本・一色製本

© Tetsuo Okado, et al., 2000　　ISBN978-4-7608-9113-9　C 3047
　　　　　　　　　　　　　　　　Printed in Japan

ナースのための心理学シリーズ　岡堂哲雄 編
A5判・並製・164〜176頁

❶ 看護の心理学入門

ナースに必要とされる基礎心理学や臨床心理学の基本的な知識を習得できる。
心と行動を理解するには／時間感覚と意識の諸相／フラストレーションと葛藤／コミュニケーションの心理と病理／心理検査とは／心理面の援助技術／ほか

定価 本体1,800円+税

❷ 患者の心理とケアの指針

人間にとって病気とはなにか。身体や心の病気にかかわる心理面の問題がわかる。
病気とはなにか／疾病行動の心理と過程／患者役割行動の心理と過程／患者のストレスと援助指針／対象喪失と悲哀の心理／死にゆく患者への援助／ほか

定価 本体1,800円+税

❸ パーソナリティ発達論
生涯発達と心の危機管理

発達段階別に患者や家族のライフタスクを知り、心の危機管理に備える。
人間性の生涯発達と危機管理の視点／思春期（中学生）の発達と危機管理／若いおとなのライフタスクと危機管理／生命の循環とペアレンティング／ほか

定価 本体2,000円+税

❹ 人間関係論入門

病気や障害をめぐって展開される人間関係を探り、心理面の援助の指針を示す。
人間関係と援助的コミュニケーション／保健医療チームの人間関係／在宅ケアと援助者の関係／ターミナルケアと人間関係／遺族ケアと援助者の関係／ほか

定価 本体2,000円+税

金子書房の臨床心理・看護関連図書

家族心理学事典
日本家族心理学会 監修
定価 本体 3,800 円＋税

産業カウンセリング辞典
日本産業カウンセリング学会 監修
定価 本体 6,000 円＋税

カウンセリングプロセスハンドブック
福島脩美・田上不二夫
沢崎達夫・諸富祥彦 編
定価 本体 6,400 円＋税

ワークショップから学ぶ認知行動療法の最前線
うつ病・パーソナリティ障害・不安障害・自閉症への対応
丹野義彦・坂野雄二 代表編者
定価 本体 4,000 円＋税

ワークショップから学ぶ認知行動療法の最前線
PTSD・強迫性障害・統合失調症・妄想への対応
丹野義彦・坂野雄二 代表編者
定価 本体 4,000 円＋税

自分を守る力を育てる
セーフティーンの暴力防止プログラム
アニタ・ロバーツ 著
園田雅代 監訳
定価 本体 3,500 円＋税

介護・看護の臨床に生かす 知っておきたい心のしくみ
発達とコミュニケーションの心理学
岡林春雄 著
定価 本体 2,500 円＋税

産業・精神看護のための
働く人のメンタルヘルス不調の予防と早期支援
近藤信子・萩 典子 編著
定価 本体 2,300 円＋税

■■□ **金子書房の関連図書** □■■

家族カウンセリング

岡堂哲雄 著
本体2,300円+税

家族のライフサイクルと心理臨床

髙橋靖恵 編
箱田裕司・滝口俊子・髙橋靖恵・岡本祐子・林智一・岡堂哲雄 著
本体2,200円+税

アサーション・トレーニング講座
ナースのためのアサーション

平木典子・沢崎達夫・野末聖香 編著
本体1,800円+税

親密な人間関係のための臨床心理学
家族とつながり、愛し、ケアする力

平木典子・中釜洋子・友田尋子 編著
本体2,000円+税

日本の親子
不安・怒りからあらたな関係の創造へ

平木典子・柏木惠子 編著
本体2,600円+税

日本の夫婦
パートナーとやっていく幸せと葛藤

柏木惠子・平木典子 編著
本体2,300円+税

縦断研究の挑戦
発達を理解するために

三宅和夫・高橋惠子 編著
本体3,800円+税

子どもの社会的な心の発達
コミュニケーションのめばえと深まり

林創 著
本体2,200円+税